Alain Robert Makaba Ngoyi

Comer não é uma ciência espacial

Alain Robert Makaba Ngoyi

Comer não é uma ciência espacial

Quem come o quê, quem come quem e porquê?

ScienciaScripts

Imprint

Cover image: www.ingimage.com

This book is a translation from the original published under ISBN 978-620-6-71708-9.

Publisher:
Sciencia Scripts
is a trademark of
Dodo Books Indian Ocean Ltd. and OmniScriptum S.R.L publishing group

120 High Road, East Finchley, London, N2 9ED, United Kingdom
Str. Armeneasca 28/1, office 1, Chisinau MD-2012, Republic of Moldova, Europe
Printed at: see last page
ISBN: 978-620-7-92282-6

Índice

PREÂMBULO

O segundo elemento do ecossistema é constituído por todos os seres vivos - plantas, animais e microrganismos - que encontram no meio ambiente condições que lhes permitem viver e reproduzir-se. No seu conjunto, estes seres vivos formam uma comunidade (termo utilizado sobretudo na América) ou uma biocenose (termo utilizado sobretudo em França). A biocenose é um conjunto de organismos mais ou menos rico em espécies, com relações de interdependência que se manifestam através da competição, das relações tróficas (uns comem os outros), da simbiose, etc. As três categorias de organismos de uma biocenose são os produtores (plantas clorofiladas), os consumidores (animais herbívoros e carnívoros) e os decompositores (fungos, bactérias e certos animais).

A alimentação é conhecida desde a antiguidade como um componente essencial para uma boa saúde. A partir do século XIX, a ciência fundamental e o progresso tecnológico conduziram a avanços notáveis nos domínios da nutrição, da agronomia, da transformação, do transporte e da comercialização dos alimentos. Apesar disso, surgiram novos problemas resultantes de fenómenos sociais, da industrialização da indústria alimentar e de incertezas sobre as propriedades e os riscos para a saúde de muitos produtos destinados ao consumo humano.

O que comemos tem um grande impacto na nossa saúde, mas também na saúde do nosso planeta. Para ser considerada sustentável e saudável, uma dieta deve satisfazer um certo número de critérios nutricionais, económicos, ambientais e sociais. Com estes elementos teóricos em mente, vamos analisar mais de perto as dietas mais comuns: quais são as vantagens e limitações de cada uma em termos de saúde, aceitação social, economia e ambiente?

De facto, algumas populações conservaram até hoje os seus hábitos alimentares tradicionais, com pequenas modificações ligadas à sua cultura.

Neste livro, começaremos por analisar o ecossistema, centrando-nos na cadeia alimentar (da produção à decomposição), na geografia dos alimentos e na dieta alimentar desde os primeiros primatas até ao homem moderno, para ajudar o leitor a compreender como o homem evoluiu em relação à sua dieta natural e original. Analisaremos também a fisiologia digestiva e certas dietas, para responder à questão de quem **come o quê, quem come quem e porque come.**

Este manual destina-se a nutricionistas, profissionais de saúde e conselheiros de nutrição, profissionais agrícolas, educadores de saúde e qualquer pessoa interessada em nutrição e saúde. Também complementa outros recursos publicados anteriormente nos domínios da alimentação e da nutrição.

ALAIN ROBERT MAK

INTRODUÇÃO

Os seres vivos que habitam um ecossistema formam a biocenose (sendo o ambiente o biótopo). Todos os seres vivos de um ecossistema interagem entre si, direta ou indiretamente. Estão ligados por relações alimentares, ou cadeias alimentares.

Um ecossistema vivo é saudável quando todos os organismos e meios inertes que o compõem estão em equilíbrio. O equilíbrio ecológico é o equilíbrio natural entre os seres vivos e o seu ambiente, nomeadamente no interior de uma cadeia alimentar. Se o clima permitir um crescimento abundante das plantas, os primeiros consumidores (herbívoros), bem alimentados, podem multiplicar-se, mas os seus predadores aproveitam para devorar mais e também se multiplicam. Se, pelo contrário, as plantas escasseiam numa região, os animais herbívoros que encontram pouco alimento tornam-se menos numerosos e os seus predadores, menos bem alimentados, diminuem ainda mais.

Apesar da importância que os antropólogos atribuem à cultura como fator determinante do comportamento alimentar, é certo que as consequências da alimentação são fundamentalmente biológicas.
O organismo vivo é composto por milhares de proteínas, gorduras, hidratos de carbono e outras moléculas, e sintetiza a maior parte destas substâncias a partir de uma quantidade relativamente pequena de elementos e moléculas conhecidos como nutrientes essenciais. Não há dúvida de que precisamos de energia, de aminoácidos e de certas gorduras essenciais, de minerais e de vitaminas, sem esquecer que também precisamos de beber água. A tudo isto, há que acrescentar certas substâncias que não são essenciais à nossa alimentação, mas que

desempenham um papel na sua assimilação, como certas fibras necessárias, em quantidades adequadas, ao funcionamento do intestino. Da mesma forma, é importante evitar a ingestão de um certo número de substâncias, não só tóxicas, mas também aquelas que, em quantidades moderadas, podem desempenhar um papel importante para o organismo, mas que, em excesso, podem tornar-se perigosas com o tempo. Em suma, as necessidades nutricionais da espécie humana são simultaneamente quantitativas e qualitativas ou, por outras palavras, o "apetite humano" não é apenas uma fome de alimentos, mas de determinados tipos de alimentos. Por outras palavras, enquanto omnívoros, os seres humanos tiveram de aprender a obter todos os nutrientes absolutamente necessários à sua sobrevivência (vitaminas, aminoácidos, proteínas, etc.) a partir de uma vasta gama de alimentos.

A alimentação é essencial à vida. O seu principal papel é nutrir o corpo. Este facto demonstra a importância da alimentação para a nossa saúde. As escolhas alimentares dependem de uma série de factores: cultura, contexto social, rendimento, disponibilidade de alimentos e gosto pessoal, bem como da nossa composição genética natural e original. A alimentação é, portanto, um assunto que afecta muitos aspectos da vida. Este documento não pretende cobrir todo o planeta. No entanto, oferece uma visão rápida de **QUEM COME O QUÊ, QUEM COME QUEM E PORQUÊ?**

O objetivo deste livro é ajudar os profissionais de saúde e todos os nossos leitores a compreender o conceito de ecossistema, o comportamento alimentar humano à luz da evolução histórica desde os primeiros primatas até ao homem moderno e as vantagens e desvantagens de certos regimes alimentares adoptados pelo homem, a fim de fazer a escolha certa em matéria de nutrição.

CAPÍTULO 1: ESTRUTURA E FUNCIONAMENTO DOS ECOSSISTEMAS

1.1. Geral

A. Definição

Associação de um ambiente físico-químico específico (biótopo) a uma comunidade viva (biocenose) (1).

Ecossistema = biótopo + biocenose

Uma floresta composta simultaneamente por árvores, plantas herbáceas, animais e solo.

- **Ecossistema:** floresta.
- **Biocenose:** fitocenose (árvores, plantas herbáceas) + zoocenose (animais).
- **Biótopo:** solo.

Noção que pode ser aplicada a porções de dimensão variável da biosfera.

Micro-ecossistema (por exemplo, árvore)

Mesoecossistema (por exemplo, floresta)

Macro-ecossistema (por exemplo, região)

- **Ecossistemas continentais (terrestres):** ecossistemas florestais (florestas); ecossistemas de prados (pradarias); agroecossistemas (sistemas agrícolas);
- Ecossistemas aquáticos continentais: ecossistemas ióticos (lagos, lagoas); ecossistemas ióticos (rios);

Ecossistemas oceânicos: mares e oceanos.

2.2. Principais ecossistemas

A. Ecossistema florestal

- Terrenos com um coberto arbóreo superior a 10% e uma

superfície superior a 0,5 hectares (ha).

- As árvores devem poder atingir uma altura mínima de 5 m na maturidade.

B. Agro-ecossistema

- Um ecossistema que foi modificado pelo homem com o objetivo de explorar parte da matéria orgânica que produz, geralmente para fins alimentares.

C. Prado

- Formações vegetais compostas por plantas herbáceas pertencentes principalmente à família das gramíneas (gramíneas, cereais).

D. Ecossistema oceânico

- Os oceanos são o maior ecossistema do planeta, tanto em termos de superfície (mais de 71% da superfície terrestre = 360 milhões de km^) como de profundidade (3.800 m em média).

E. Ecossistema de Ientique

- Toda a água doce de movimento lento ou turva (lagoas, lagos...),

F. Ecossistema Iótico

- Todas as águas continentais correntes (rios, etc.).

1.3. Estrutura do ecossistema

Écosystème

=

Biocénose

Producteurs de matière organique Consommateurs de matière organique Décomposeur de matière organique (recyclage)

Biotope

Énergie Matière organique /Inorganique

A. O biótopo: o ambiente ocupado pelos seres vivos

O biótopo é o meio vivo constituído pelas condições externas: temperatura, humidade, luz, solo, relevo, etc.

Um biótopo é o ambiente físico e químico em que vivem as plantas e os animais. Este ambiente é a componente não viva, ou abiótica, do ecossistema. Contém todos os recursos necessários à vida.

O biótopo varia de um ecossistema para outro. Numa lagoa, é constituído pela água e pelas substâncias dissolvidas (oxigénio, dióxido de carbono e sais minerais). Num ecossistema florestal, o biótopo é constituído pelo solo, que permite o enraizamento das plantas e lhes fornece a água e os sais minerais essenciais, e pela atmosfera, que fornece o oxigénio e o dióxido de carbono também essenciais (1).

B. Biocenose: conjunto dos organismos vivos de um ambiente

O segundo elemento do ecossistema é constituído por todos os seres vivos - plantas, animais e microrganismos - que encontram no meio ambiente condições que lhes permitem viver e reproduzir-se. No seu conjunto, estes seres vivos formam uma comunidade (termo utilizado sobretudo na América) ou uma biocenose (termo utilizado sobretudo em França). A biocenose é um conjunto de organismos mais ou menos rico em espécies, com relações de interdependência que se manifestam através da competição, das relações tróficas (uns comem os outros), da simbiose, etc. As três categorias de organismos de uma biocenose são os produtores (plantas clorofiladas), os consumidores (animais herbívoros e carnívoros) e os decompositores (fungos, bactérias e certos animais).

C. Cadeias tróficas (alimentares)

Uma cadeia trófica ou cadeia alimentar é uma sucessão de organismos, cada um dos quais depende do anterior.

A posição de um ser vivo numa cadeia trófica representa o seu nível trófico. Existem três níveis tróficos:

- o nível dos produtores, ou produtores primários
-nível do consumidor (consumidor 1, consumidor 2, consumidor 3, etc.)
- o nível dos decompositores.

Componentes da cadeia trófica

1. 1 Produtores autotróficos (produtores primários)

Os produtores primários são as plantas clorofiladas. Utilizam a energia luminosa para transformar matéria mineral (água, iões minerais, dióxido de carbono) em matéria orgânica: é o processo de fotossíntese. Os produtores primários são autótrofos. São a base da produção de matéria orgânica.

- erConstituem o **primeiro nível trófico do** ecossistema (produtores primários).
- Plantas fotossintéticas autotróficas (fototróficas)

- **Por exemplo,** plantas verdes, fitoplâncton, cianobactérias.
- Graças à fotossíntese, produzem matéria orgânica a partir de matéria estritamente mineral fornecida pelo ambiente abiótico externo.

1. 2. Consumidores heterotróficos

Os consumidores heterotróficos alimentam-se de matéria orgânica. São, portanto, inteiramente dependentes dos produtores, quer diretamente, no caso dos fitófagos (consumidores primários), quer indiretamente, no caso dos zoófagos (consumidores secundários ou de ordem superior). Os consumidores são heterótrofos.

- Seres vivos que se alimentam de matéria orgânica complexa já elaborada e que retiram de outros seres vivos.
- Consideram-se produtores secundários.
- Os consumidores ocupam um nível trófico diferente consoante a sua alimentação.

Exi: Consumidores de matérias-primas frescas

Ex? Consumidores de cadáveres

- **Consumidores primários (Cl):** São os fitófagos que comem os produtores. São geralmente animais, chamados herbívoros (mamíferos herbívoros, insectos, crustáceos: camarões), mas também, mais raramente, parasitas vegetais e animais de plantas verdes.
- **Consumidores secundários (Cl):** Predadores de Cl. São eles carnívoros que se alimentam de herbívoros (mamíferos carnívoros, aves de rapina, insectos, etc.).
- **Consumidores terciários (C3) :** Predadores de C2. São

carnívoros que se alimentam de carnívoros (aves insectívoras, aves de rapina, insectos, etc.).

- Na maioria dos casos, os consumidores são omnívoros e, por conseguinte, pertencem a vários níveis tróficos.
- Os C2 e C3 são predadores (supra-predadores) que capturam as suas presas, ou parasitas animais.
- **Os necrófagos** são espécies que se alimentam dos cadáveres de animais frescos ou em decomposição (matéria orgânica morta). Acabam muitas vezes o trabalho dos carnívoros.
- 5**Exemplo:** Chacal Abutre,...

1.3 Decompositores

Utilizar a matéria orgânica morta (de produtores e consumidores mortos), transformando-a em matéria mineral. Este processo é designado por mineralização. É possível distinguir entre os detritívoros (abutres, escaravelhos, minhocas), que consomem cadáveres e excrementos, e os transformadores (bactérias, bolores, fungos), que completam a decomposição da matéria orgânica até à sua mineralização. Isto permite a reciclagem do material (1).

- Diferentes organismos e microrganismos que atacam os cadáveres e Os excrementos e a sua decomposição progressiva permitem que os elementos contidos na matéria orgânica regressem progressivamente ao mundo mineral.
- Todos os indivíduos que se alimentam de detritos animais ou vegetais.
- [re]A sua ação marca a fase I^ da transformação da matéria orgânica morta:

Fragmentação dos detritos em elementos mais finos libertados nas fezes (por hidrólise enzimática durante o trânsito intestinal).

Necrófagos: alimentam-se apenas de cadáveres de animais.

Por exemplo, o necróforo, inseto frequentemente associado às pontas de outros insectos adultos ou às larvas de moscas nos cadáveres de aves ou mamíferos. **Saprófagos:** Organismos vivos que se alimentam de material vegetal em decomposição.

Por exemplo, os piolhos da madeira.

- **Geófagos:** Animais do solo que desempenham um papel vital na humificação. **Por exemplo,** as minhocas que "comem o solo". Desta forma, digerem fragmentos de matéria vegetal que foram enterrados ou caíram no solo.
- **Coprófagos:** organismos que se alimentam de excrementos.

Por exemplo, o escaravelho do estrume.

- A primeira etapa da degradação da matéria orgânica morta, efectuada pelos detritívoros, permite que organismos microscópicos como as bactérias, os fungos e os protozoários realizem a segunda etapa do processo de transformação. Estes microrganismos são responsáveis pelo processo de mineralização propriamente dito.
- O carácter cíclico da cadeia é assegurado pelos decompositores.

a. Cadeia de predadores (consumidores)

-Comece com uma planta (viva).

-O número de indivíduos diminui de um nível trófico para o outro, mas o seu tamanho aumenta (1).

Por exemplo: (IOOO) Cenouras + **(10)** Lebres + **(7)** Lobos.

b. Cadeia de parasitas

Os grandes organismos deslocam-se em direção aos organismos mais pequenos, mas cada vez mais numerosos (a regra de Elton não se verifica).

- Espécies distantes podem evoluir dentro dos corpos umas das outras (hospedeiro/parasita).

Ex.:(l) Abeto (Produtor)/ **(10)** Lagarta (Herbívoro)/
(40) Braconídeos (Parasitas)/ **(80)** Chalcidiens (Hiperparasitas).

c. Cadeia de alimentadores de detritos (saprófitas)

A circulação da matéria é predominantemente detrítica. Passa da matéria orgânica morta para organismos cada vez mais pequenos (microscópicos) e numerosos (a regra de Elton não é verificada).

Por exemplo: (1) Cadáver (raposa) + **(80)** Nemátodos + **(250)** Bactérias.

A estrutura das biocenoses é geralmente ilustrada através de pirâmides ecológicas.

- Sobreposição de rectângulos horizontais com a mesma altura, mas de comprimentos proporcionais ao número de indivíduos, à biomassa ou à quantidade de energia presente em cada nível trófico.
- É o que se chama uma pirâmide de números, biomassas e/ou energias.
- As representações sob a forma de pirâmides ecológicas permitem avaliar a redução da matéria ou da energia disponível para cada degrau seguinte da cadeia alimentar. Cada retângulo da pirâmide terá uma superfície proporcional ao número de indivíduos, à massa total dos indivíduos da mesma categoria ou à quantidade de energia. As pirâmides ecológicas podem assim ser utilizadas para

quantificar as trocas entre níveis tróficos ou para avaliar a dimensão das populações em causa (2).

Existem três categorias:

1. A pirâmide energética representa a quantidade de energia recolhida em cada nível da cadeia alimentar. Nem toda a energia solar recolhida pelas plantas está disponível para os herbívoros: a fotossíntese produz pouco e uma parte da energia é utilizada para satisfazer as necessidades da própria planta. O segundo nível da pirâmide é, portanto, mais pequeno do que o primeiro. O mesmo se aplica ao terceiro nível, onde os zoófagos de primeira ordem (carnívoros) não colhem toda a energia adquirida pelos herbívoros, etc. (2)

2. A pirâmide de números representa o número de indivíduos em cada nível trófico. Em qualquer ecossistema, este número diminui do nível da presa para o nível do predador. A avaliação das populações fornece uma indicação do estado do ecossistema e pode, por exemplo, explicar fenómenos como a extinção ou, pelo contrário, os surtos.

3. A pirâmide de biomassa permite avaliar a massa dos produtores em relação à dos consumidores. A primeira é sempre maior do que a segunda.

CAPÍTULO 2: A ALIMENTAÇÃO DESDE OS PRIMEIROS PRIMATAS ATÉ AO HOMEM MODERNO

2.1 Informações gerais

A que período da nossa história devemos referir-nos para encontrar um modelo de alimentação ao qual possamos regressar para melhorar a nossa saúde? Quando é que comemos de forma natural e, portanto, fisiologicamente correcta?

Se olharmos para a nossa história, desde a Antiguidade até aos nossos dias, verificamos que as carências nutricionais e as doenças eram frequentes, a mortalidade era prematura e a alimentação básica era pouco variada, essencialmente à base de cereais.

A história dos nossos últimos dois milénios no Ocidente não nos permite encontrar um modelo de referência. Mas antes dos tempos históricos, o modo de vida neolítico estava mais de acordo com a nossa natureza? Vários nutricionistas e médicos consideram a introdução dos cereais cultivados e da carne de criação como o início de graves erros alimentares colectivos e das nossas epidemias e doenças da civilização (3). Poderemos então encontrar um modelo da nossa alimentação original, durante o período paleolítico, que corresponda em todos os aspectos à nossa fisiologia e à nossa natureza? Durante este período de mais de 2 milhões de anos, os climas muito variados em que os membros da nossa linhagem viveram condicionaram os seus hábitos alimentares, que estavam intimamente ligados à natureza4, pelo que os modelos são diversos (4).

De acordo com Lorain Cordain (5), "a base de uma nutrição humana óptima reside na história evolutiva da nossa espécie e nas pressões que moldaram o nosso genoma, e nada na nutrição faz sentido a não ser à luz da evolução... (6).

É com base nesta ideia, que me parece cheia de bom senso, que me lanço na procura "dessa dieta óptima para o ser humano, forjada por milhões de anos de evolução", numa tentativa de compreender qual é a dieta orgânica humana, aquela que se adapta aos nossos genes, que praticamente não mudaram durante milhões de anos.

As fontes do nosso conhecimento sobre a evolução da alimentação

O que sabemos sobre a alimentação dos hominídeos (7) e dos caçadores-recolectores do Paleolítico provém quer de observações **antropológicas** (esqueletos, dentes, etc.) quer de análises **arqueológicas** (ambiente, habitat, fauna, flora, pólenes, etc.), cujas técnicas permitem estimar a evolução cronológica das dietas.

1. Vestígios deixados nos dentes fósseis

O microscópio eletrónico de varrimento mostra as estrias no esmalte dos dentes causadas pelo tipo de alimento mastigado. As estrias longas e verticais indicam uma dieta à base de carne. As estrias horizontais indicam uma dieta mais rica em plantas. A ingestão de folhas deixa marcas de polimento nos incisivos. Os humanos, que são omnívoros, têm estrias oblíquas desde o início da linhagem *Homo.*

A composição química dos dentes e dos ossos dá uma indicação dos tipos de alimentos normalmente ingeridos (7).

3-Tipo de dentes: os dentes maciços, em forma de mó, sugerem uma dieta de gramíneas e sementes, enquanto os dentes mais pequenos, com caninos e incisivos pronunciados, sugerem uma dieta omnívora... *O conhecimento do meio ambiente (fauna, flora)* e o *saber-fazer dos hominídeos (armas de caça, utensílios)* dão-nos uma ideia dos recursos alimentares disponíveis.

2.2. Estudos sobre primatas vivos e etnologia.

A. Antes do Paleolítico: a escala do tempo geológico.

1. **Início da Era Cenozóica: aparecimento dos primatas** (há 65 milhões de anos)

Um acontecimento muito importante marcou o fim das eras Cretácea e Mesozóica e o início da era Cenozóica. Foi a extinção do Cretáceo-Terciário, há cerca de 65,5 Ma. Foi maciça, afectando uma grande variedade de espécies animais e vegetais num curto período de tempo à escala geológica. No entanto, os clados de mamíferos e aves sofreram poucas extinções. Pouco depois do desaparecimento dos dinossauros, os primeiros primatas surgiram no início do Paleoceno, há cerca de 65 milhões de anos. O fóssil mais antigo conhecido de um antepassado comum a todos os primatas data de há 58 milhões de anos.9 Para termos uma ideia do seu aspeto e do que comiam, vejamos os seus descendentes directos, que evoluíram muito pouco.

Os pequenos macacos prossímios: o ramo mais primitivo dos primatas. Estão divididos em 3 famílias: os lemuriformes (incluindo os lémures de Madagáscar), os Iorisiformes (galago, loris potto) e os tarsiiformes (tarsier).

a. **Os Lemuriformes** conservaram os traços ancestrais dos primeiros primatas. Chegados à ilha de Madagáscar há cerca de 60 milhões de anos, evoluíram isoladamente, sem concorrência de outros primatas, o que permitiu que várias famílias conservassem as suas características ancestrais primitivas: são arborícolas, muitas vezes noturnos (lepilémur, micróbio, etc.) e insectívoros. Mas a sua dentição em forma de pente permite-lhes também raspar a goma das árvores para a comer, o que lhes fornece fibras solúveis. Os makis, pelo contrário, são mais avançados, diurnos e alimentam-se principalmente de frutos.

b. Os Iorisiformes. As Galagos vivem na África equatorial, são muito pequenas (entre um rato e um coelho), muito vivas e nocturnas. Complementam a sua alimentação vegetal (frutos, flores, folhas) com insectos e mesmo com pequenas aves ou lagartos, que caçam! São hábeis saltadores e atacam as suas vítimas à distância.

c. Os társios que vivem na Malásia e nas Filipinas têm a mesma dieta.

Conclusão: Os alimentos dos primatas menos evoluídos são os insectos, que foram certamente os primeiros alimentos consumidos pelos nossos antepassados do Mioceno, há 60 milhões de anos. Continuam a ser um alimento natural para nós e ainda são consumidos pelos humanos modernos em muitos países tropicais (gafanhotos, térmitas, larvas, etc.).

Os mais avançados, como os makis, comem fruta.

O estudo dos fósseis de primatas mostra que, há cerca de 50 milhões de anos, a sua alimentação foi alargada aos frutos, cuja apanha exigia mais habilidade intelectual do que a captura de insectos.

Alguns prossímios comem ovos e caçam pequenos vertebrados. Este facto pode também ser observado nos restos fósseis de primatas do Mioceno. Assim, estes alimentos fazem parte do nosso património alimentar desde o início dos tempos.

1. **O Miocénico** (entre 23 milhões e 5 milhões de anos atrás)

Nas cerca de cem espécies de primatas deste período, os frutos parecem ter constituído uma parte significativa da dieta, mas o aspeto dos seus dentes já defende uma dieta combinada de plantas e animais, como nos mamíferos mais antigos.

Pensa-se que o antepassado comum dos grandes símios, do Australopithecus e do Homem (Proto-hominóide) tenha surgido há cerca de 15 milhões de anos BP

O fóssil mais antigo recentemente descoberto da linhagem humana, o ***Tournai*** *{Sahelanthropus tchadensis)*, está datado de cerca de 7 milhões de anos. De facto, *não podemos dizer se o Tournai é o antepassado comum dos* grandes símios e *dos* humanos, ou apenas da linhagem humana.

Nessa altura, os nossos "antepassados" comiam plantas, tubérculos, raízes, insectos e, eventualmente, pequenos animais.

Foi no final do Mioceno Superior que as linhagens humana e chimpanzé se separaram. Todos os ramos da linhagem humana que iremos rever na nossa história alimentar desapareceram. Nós somos os únicos representantes vivos do ramo homo, embora tenham existido vários ao longo dos últimos 6 milhões de anos.

Para completar as informações fornecidas pela arqueologia a partir de fósseis raros da linhagem humana e para abordar as nossas origens de uma forma diferente, começarei por apresentar os ramos que se separaram da nossa linhagem há vários milhões de anos, mas que ainda têm descendentes vivos.

Os seres humanos, os chimpanzés, os orangotangos e os gorilas são os quatro membros sobreviventes da família Hominidae. Têm cinco cromossomas idênticos herdados do seu antepassado comum. A composição genética das 3 espécies de grandes símios é próxima da nossa. Os orangotangos e os gorilas dão-nos informações sobre os antepassados comuns dos hominídeos. Os chimpanzés, separados de nós mais recentemente, dão-nos uma visão mais próxima de Tournai.

-Os orangotangos vivem nas florestas tropicais montanhosas do Bornéu e do norte de Sumatra. Ramo que se separou dos outros hominídeos há 15 milhões de anos, evoluíram de forma independente na Ásia. Por conseguinte, estão geneticamente mais afastados de nós do que os gorilas e os chimpanzés.

O seu dia é dedicado à procura de alimentos, alimentando-se de folhas, cascas de árvores, frutos, jovens polegares, alguns insectos, sementes, ovos de aves e pequenos vertebrados, que por vezes caçam. Tal como alguns prosímios actuais.

A existência de um antepassado comum aos humanos, chimpanzés e gorilas é comprovada pela presença indiscutível de 11 cromossomas comuns e 7 cromossomas mutantes.

Vivem nas florestas tropicais africanas e são vegetarianos: folhas, caules, raízes, frutos e alguns insectos (térmitas) constituem a maior parte da sua alimentação.

Não são caçadores e o seu sistema digestivo evoluiu para se adaptar a esta dieta à base de plantas: os seus intestinos e estômagos desenvolveram-se para favorecer a fermentação das folhas que comem, pelo que são bastante diferentes dos nossos.

Esta fermentação bacteriana também lhes fornece proteínas.

Os gorilas de montanha (em altitudes até 3.500 m) passam mais de 6 horas por dia a alimentar-se de folhas de aipo selvagem, bambu, bagas, urtigas e cardos, abundantes durante todo o ano e ricas em proteínas.

- Chimpanzés

Os chimpanzés e os humanos pertencem à subfamília Hominidae, que inclui :

1. a tribo Panine (= género Pan, com 48 cromossomas): chimpanzés e bonobos,
2. Hominídeos (= género Homo, com 46 cromossomas): as várias espécies de australopitecíneos e de seres humanos

Estes dois ramos separaram-se há cerca de 6,3 milhões de anos (8), quando os dois pares de cromossomas {2p, 2q} do antepassado comum dos hominídeos se fundiram para formar o par *de* cromossomas *{2}* do género Homo, que desde então tem apenas 46 cromossomas. O género Pan, por outro lado, manteve os 48 cromossomas do seu antepassado comum.

No entanto, o cruzamento significativo entre, pelo menos, uma espécie de chimpanzé, por um lado, e espécies de australopitecíneos e, provavelmente, Homo habilis, por outro, que conduziu a trocas de genes entre as duas tribos, deve ter existido durante cerca de quatro milhões de anos (9)! Pensa-se que a troca de genes entre as duas tribos terá cessado há dois milhões de anos, coincidindo com as primeiras migrações do Homo habilis para fora da área de distribuição natural dos chimpanzés, na sequência de alterações climáticas. Os chimpanzés comuns e os bonobos, antropoides da África equatorial, são os animais vivos mais próximos de nós física e geneticamente. O genoma dos chimpanzés difere do dos humanos em menos de 1%. O estudo da sua dieta é, por conseguinte, uma via de investigação sobre a ligação mais estreita possível entre as nossas origens e as da espécie humana.

A dieta dos chimpanzés actuais

Durante muito tempo pensou-se que os chimpanzés eram vegetarianos, mas sabe-se agora que são omnívoros. Comem folhas (mais de 200 tipos diferentes), frutos (cerca de 65% da sua dieta) e botões, e são menos activos após a refeição da manhã.

Os chimpanzés foram os primeiros animais a serem observados a fabricar armas. São caçadores muito hábeis, responsáveis pelo desaparecimento de 20% dos macacos que vivem à sua volta. No Senegal, as fêmeas fabricam lanças de madeira que utilizam para esfaquear galagos (pequenos primatas) que se refugiam em troncos de árvores vazios 19. A carne parece ser um prazer para eles e, durante a estação seca na Costa do Marfim, é essencial para eles, mas comem uma grande variedade de alimentos (mais de 300). Em alguns casos, praticam a automedicação (medicamentos copiados de médicos tradicionais) (7).

O que é que podemos aprender com o estudo da dieta dos grandes símios?

Os hominídeos vivos mais próximos de nós são omnívoros e caçadores. Por conseguinte, os nossos antepassados comuns já eram certamente carnívoros, muito antes da separação dos chimpanzés, há mais de 6 milhões de anos. Podemos supor que a proporção de consumo de animais na dieta de Tournai, há 7 milhões de anos, era próxima da dos grandes símios actuais (15 a 20% no máximo).

Entre os grandes símios, existe uma espécie vegetariana: os gorilas, mas o seu sistema digestivo evoluiu desde a sua separação da nossa linhagem hominídea para se adaptar a esta dieta, que não é original dos grandes primatas. Os orangotangos, que se separaram de nós muito antes dos gorilas, ainda se alimentam de forma semelhante aos chimpanzés e consomem alguns animais, pelo que se pensa que esta capacidade de digerir carne existia nos nossos antepassados há pelo menos 15 milhões de anos.

Na natureza, uma dieta vegetariana apresenta algumas desvantagens: não se pode colher tudo o que cresce ao alcance da mão, é preciso procurar algo para equilibrar a alimentação, evitar a ingestão de demasiadas fibras indigestas e prestar atenção ao equilíbrio vitamínico e mineral. É por isso que, durante milhões de anos, os primatas mais antigos da nossa linhagem e os grandes símios complementaram a sua dieta com insectos (abundantes nos climas tropicais) e, na maior parte dos casos, também com outros alimentos de origem animal...

Vários desenvolvimentos melhoraram a digestão dos primatas, incluindo alterações na secreção de enzimas e a incorporação de bactérias simbióticas para auxiliar a digestão. Os seres humanos têm a mesma capacidade que os grandes símios para digerir fibras, uma vez que as suas bactérias comensais são capazes de fermentar as fibras de 75% dos constituintes da membrana das plantas, permitindo que 90% dos ácidos gordos passem para a corrente sanguínea.

Tal como nos chimpanzés, nos humanos a velocidade do trânsito intestinal aumenta com a quantidade de fibras ingeridas. Assim, qualquer redução da qualidade dos alimentos aumenta o trânsito e, por conseguinte, a capacidade do trato digestivo para ingerir uma maior quantidade de matéria.

A seleção natural favorece sempre as características que aumentam a eficiência alimentar. Os primatas têm cérebros maiores do que os outros mamíferos, desenvolvem maiores capacidades cognitivas para resolver os seus problemas alimentares e o tamanho dos seus cérebros é ampliado por uma dieta que selecciona os melhores alimentos. Isto pode tê-los ajudado a adaptarem-se às mudanças no clima de África, com o desaparecimento da floresta a leste da fenda. O aparecimento da espécie humana pode, portanto, ser o resultado da seleção de indivíduos que adquiriram uma oferta regular de alimentos de elevado valor nutritivo.

Para terminar com os grandes símios, gostaria de salientar que a ideia geralmente aceite de que a evolução humana começa com um macaco que se endireita gradualmente até se tornar o sapiens bípede moderno foi contestada de forma muito convincente por Yvette Deloison, investigadora do CNRS, em "*Préhistoire du piéton essai sur les nouvelles origines de l'homme" (7).*

Nele desenvolve uma teoria original, solidamente apoiada pela anatomia, fisiologia, embriologia e genética, que mostra que o homem não adquiriu o andar bípede, mas que, pelo contrário, o conservou desde o mais antigo antepassado comum dos hominídeos (há cerca de 15 milhões de anos) (7), que viviam no solo, ao contrário dos macacos, que desenvolveram um movimento semelhante ao das árvores e outras adaptações ao ambiente tridimensional da vida nas florestas tropicais (cauda preênsil, etc.). A evolução só avança numa direção e, uma vez efectuada a especialização, não é possível voltar atrás (7). A nossa mão indiferenciada não pode, portanto, ser o resultado de uma evolução, mas sim de uma não-evolução, ao passo que nos macacos a mão se tornou altamente especializada para agarrar ramos, por vezes com o desaparecimento do polegar. O facto de o antepassado comum ser bípede pode explicar a razão pela qual a mão permaneceu primitiva e, portanto, não especializada; nunca foi utilizada como pé ou como meio de locomoção nas árvores (7).

Yvette Deloison mostra que, entre os mamíferos (7), são os primatas que têm a estrutura óssea do pé mais primitiva e que *"entre os primatas, é o Homem que apresenta um número máximo de características primitivas, vestígios da adaptação a uma vida aquática longínqua que encontramos na construção de órgãos como o baço ou o rim ou o sistema digestivo. (Este último ponto seria interessante de aprofundar, mesmo que ultrapasse o âmbito desta tese).*

2. **O Plioceno** (entre 5,3 e 2,5 milhões de anos BP)

Os hominídeos deste período continuam a ter uma dieta predominantemente vegetariana, mas algumas espécies parecem estar a comer cada vez mais carne. A carne de herbívoros foi introduzida primeiro por necrófagos (a solução mais simples) e depois gradualmente pela caça.

Os australopitecíneos são hominídeos intimamente relacionados (biologicamente) com o género Homo, mas que se diferenciaram deste por darem origem a um ramo colateral.

-Os australopitecíneos da região de Afar, como ***Lucy*** **(3,2 milhões de**

anos BP (7)), tinham mandíbulas muito poderosas e grandes molares que utilizavam para esmagar alimentos vegetais (nozes, tubérculos, raízes). Comiam muitas partes subterrâneas das plantas (raízes, bolbos, tubérculos, rizomas, etc.), bem como outros alimentos duros, como os legumes, e os seus incisivos fortes eram perfeitos para descascar e cortar frutos. As folhas, os frutos e as raízes são abundantes nas regiões tropicais, mas não são muito nutritivos e é preciso comer muito para obter a energia necessária.

Os australopitecíneos tinham de passar os seus dias a procurar comida e a comer continuamente à medida que a colhiam.

B. Plioceno tardio: O Paleolítico Inferior

O primeiro período da pré-história, que começou **entre 3 e 2,5 milhões de anos** antes do presente com o aparecimento do Homem em África = **o género Homo.**

Os precursores do homem estão a enfrentar grandes alterações climáticas e aridificação.

1. Homo habilis (2,4 a 1,6 milhões de anos BP)

Hominídeo da África Oriental, o Homo habilis evoluiu numa savana mais seca e com menos árvores (em vez de na floresta tropical), ao contrário dos seus antepassados. [3]Foi a primeira pessoa a ter uma capacidade craniana de mais de 600 cm. Tinha cerca de 1,15 a 1,30 m de altura e pesava 30/40 kg. Dominava o corte da pedra, que podia até ser bastante organizado, e demonstrou um certo grau de habilidade técnica já em 2,3 milhões de anos BP. Tinha os seus próprios hábitos: os mesmos sítios eram ocupados durante 10 a 15 anos pelos mesmos grupos, que escondiam ferramentas e os utilizavam como despensa. O

Homo habilis não era nómada, mas percorria longas distâncias para encontrar as pedras ideais para fazer as suas ferramentas.

Dieta: O seu aparelho mastigatório reflecte uma dieta cada vez mais omnívora. Continua a comer mais de dois terços de plantas, tais como botões, folhas jovens, frutos e bagas (na estação húmida) e nozes, rizomas e bolbos (na estação seca). No entanto, o teor de hidratos de carbono destas plantas é bastante baixo, o que exige uma grande ingestão de cerca de um quilo e meio de plantas por dia.

A carne era uma parte importante da sua dieta (provavelmente cerca de 400g por dia) e deve ter contribuído para a sua sobrevivência e desenvolvimento. Provavelmente, abatiam principalmente as carcaças de grandes herbívoros mortos pelos grandes carnívoros (como o leopardo) que se estavam a desenvolver na altura. Ao contrário de outros predadores, o Homo habilis conseguia aceder à medula e ao cérebro e cortar línguas, graças à utilização do canivete de pedra. Em arqueologia experimental, calculou-se que uma impala abatida por hienas poderia ainda fornecer 1500 calorias a um humano que conseguisse partir os ossos para aceder à medula e ao cérebro. Numerosos restos de ossos de animais foram encontrados em depósitos de Homo habilis. O elevado consumo de medula óssea evidenciado pelos ossos partidos para este efeito pode ter desempenhado um papel na evolução do tamanho do cérebro. Este consumo de gorduras poli-insaturadas (ómega 3 e 6) era benéfico para o sistema nervoso. Provavelmente não se contentavam com estas carcaças e tinham de caçar também pequenos animais.

2. Homo ergaster e Homo Georgicus (1,8 a 1 milhão de anos BP)

Uma nova espécie de hominídeo que apareceu na África Oriental, descendente do Homo habilis.

É um antepassado direto do homem atual. Talvez o precursor do Homo Erectus.

Dois crânios encontrados no Cáucaso em 2000 foram datados de há 1,7 milhões de anos, e este ramo europeu foi batizado de Homo Georgiano. Até então, acreditava-se que o nosso primeiro antepassado a sair de África tinha sido o Homo erectus, há 700.000 anos, graças ao aparecimento de ferramentas acheulenses.

Mas esta descoberta mostra que o Homo ergaster o precedeu em um milhão de anos, apesar de possuir instrumentos líticos muito mais primitivos.

Foi o primeiro hominídeo a ter um corpo semelhante ao do homem moderno.

Todos os exemplares encontrados são de grandes dimensões (1,70 m), e os seus membros inferiores indicam que eram excelentes caminhantes, capazes de correr longas distâncias.

A sua capacidade craniana de cerca de 850 cm3 é menor do que a do Homo sapiens, mas maior do que a dos seus contemporâneos parantrópicos. O seu crânio apresenta também características semelhantes às do Homo sapiens: um osso frontal arredondado e uma mandíbula delgada. Alguns acreditam que esta espécie foi a primeira a comer carne de forma regular. Este facto pode explicar a sua sobrevivência e a de outros hominídeos que viviam em altas latitudes, especialmente no inverno.

Os restos mortais do Homo Georgensis foram descobertos em

associação com ossos de animais, ferramentas de pedra e utensílios de percussão que permitiam a esta espécie caçar, matar animais e prepará-los. Este facto estabelece o Homo Georgensis como um caçador e não como um necrófago ou um simples coletor e consumidor de alimentos vegetais de baixa qualidade. Isto explica porque é que alguns indivíduos deixaram África para seguir manadas de herbívoros mais apetecíveis do que os da savana.

Terá sido, portanto, a atração dos nossos antepassados muito longínquos pela carne de caça que os levou a abandonar o seu território tropical, há 1,7 milhões de anos, para enfrentar climas mais rigorosos...

3. ***Homo erectus*** **(1,9 milhões a 300.000 anos BP)**

Foram os primeiros hominídeos com um crânio superior a 1000 cm3 (em comparação com os nossos actuais 1350 cm3). Montaram acampamento, construíram cabanas ou ocuparam entradas de cavernas. Eram recolectores e caçadores activos, mesmo de caça grossa, graças ao desenvolvimento de ferramentas e armas de pedra mais sofisticadas34. Utilizavam também armadilhas naturais (desfiladeiros ou promontórios) para caçar grandes herbívoros: foram encontrados vestígios de elefantes, hipopótamos e rinocerontes afastados da transumância em direção a precipícios ou zonas pantanosas onde podiam ser abatidos.

A cozedura dos alimentos é um fator de evolução?

O Homo erectus dominava o fogo e cozinhava certos alimentos. Segundo uma hipótese recente, a cozedura favorecia a encefalização porque tornava mais disponíveis os nutrientes vegetais (nomeadamente os carotenóides vegetais). Ao cozinhar legumes e raízes, os nossos antepassados teriam facilitado o acesso do cérebro a moléculas importantes para o seu desenvolvimento. A cozedura torna os amidos mais absorvíveis, certos vegetais mais digeríveis e a carne mais tenra. Além disso, os alimentos cozinhados requerem menos mastigação e são mais fáceis de digerir, pelo que podem ser consumidos rapidamente e contêm mais calorias. Ao reduzir o tempo gasto a comer, a cozinha permitia às pessoas dedicar mais tempo a outras actividades, como a socialização, o artesanato ou a caça. A invenção da cozinha pode, portanto, ter desempenhado um papel importante na evolução do homem moderno, libertando-o, em parte, de uma grande preocupação: ser capaz de encher suficientemente o estômago. Os chimpanzés passam quase metade do seu tempo a comer (48%), enquanto o Homo erectus, tal como o homem moderno, deve ter passado menos de 5% do seu tempo a fazê-lo. As refeições eram, portanto, preparadas mais rapidamente, graças a uma importante alteração na forma de preparar os alimentos.

Podem ser encontradas pistas anatómicas na variação do tamanho dos molares nos primeiros Homo (H. habilis e H. rudolfensis). A redução gradual do tamanho dos molares é consistente com a evolução do crânio e pode ser explicada por ela, mas observa-se um declínio acentuado no Homo erectus. O declínio prossegue depois de forma irregular no Homo sapiens. Ainda temos um vestígio disso nos dentes vestigiais (os nossos "dentes do siso"), que por vezes estão ausentes, mas não há nada na filogenia ou na evolução do tamanho do corpo que explique essa mudança, para além de uma alteração no comportamento alimentar. A transformação dos alimentos antes de os consumir ter-se-ia, portanto, generalizado a partir de cerca de 1,9 milhões de anos antes do presente, quando surgiu o Homo erectus.

O fogo torna comestíveis certos alimentos indigestos ou tóxicos (embora alguns nutrientes possam ser destruídos se cozinhados ao lume). A arqueologia mostra que existiam várias técnicas de cozedura: pierrade, assar no espeto, estufar sob as cinzas, ferver água num odre com seixos em chamas, etc. Mas a descoberta do fogo não impediu que se continuasse a consumir muitos alimentos crus.

Dieta

O Homo erectus continuava a comer muitas plantas e frutos para fornecer as fibras vegetais e as vitaminas necessárias (os hominídeos deste período consumiam 3 a 10 vezes mais vitaminas do que nós), mas comia cada vez mais carne. O Dr. Delluc estima que a sua dieta consistia em cerca de 35% de produtos animais e 65% de produtos vegetais, o que representa 700g de carne e 1300g de plantas por dia, correspondendo a um consumo normal de hidratos de carbono de 50% das calorias da dieta.

Se a percentagem de carne aumentar, o que acontece em climas mais frios do que África, o organismo terá de recorrer à gluconeogénese para obter os seus hidratos de carbono.

As margens dos lagos e do mar também ofereciam alimentos fáceis de apanhar (pervincas, ostras, berbigões, caranguejos, algas, etc.) e muito ricos em nutrientes, incluindo ácidos gordos ómega 3. Vários investigadores acreditam que este aporte de DHA, nomeadamente nas mulheres e nas crianças, que eram tradicionalmente responsáveis pela recolha destes alimentos e tinham de os comer à medida que eram colhidos, desempenhou um papel decisivo na evolução do cérebro humano. Uma mulher grávida que consome ácidos gordos ómega 3 fornece ao seu bebé uma boa quantidade de ácidos gordos, o que beneficia o crescimento do cérebro do bebé.

Migração

O Homos erectus migrou para fora de África, provavelmente em pequenos grupos de caçadores que se dirigiram para norte seguindo manadas de herbívoros. Esta caça intensiva levou-os a deslocarem-se por vastos territórios e a alterarem o seu modo de vida. A partir desta altura, as espécies caçadas variavam muito, desde coelhos a mamutes. Foi o Homo erectus que povoou progressivamente o Próximo Oriente (7). Em França, os vestígios fósseis mais conhecidos do *Homo erectus* são os do homem de Tautavel.

Filiação

A descoberta de dois fósseis em 2007 na margem oriental do lago Turkana, no Quénia, põe em causa a relação e a ordem entre as espécies do género Homo. Até então, pensava-se que *habilis e* depois *erectus* eram a mesma espécie (7).

Patologias

Um crânio de *Homo erectus* com 500.000 anos, encontrado na Turquia, apresenta lesões causadas pela tuberculose - a mais antiga prova desta doença num hominídeo. *O Homo erectus,* originário de regiões tropicais, tinha provavelmente uma pele relativamente escura, o que era uma vantagem para a proteção solar em países ensolarados, mas uma desvantagem para a produção de vitamina D em países mais frios.

À medida que avançavam para norte, estes migrantes viram os seus níveis de vitamina D baixar, e no entanto a vitamina D é uma das primeiras linhas de defesa contra as infecções e certas doenças. Esta carência de vitamina D está certamente na origem dos primeiros casos de tuberculose.

Boa saúde geral: parecem ter-se alimentado bem em geral, com uma ração energética de cerca de 3000 calorias que cobre as necessidades destes humanos muito activos.

Entre 400.000 BP e 250.000 anos atrás, o crânio expandiu-se e a indústria Iítica (Acheulean) desenvolveu-se.

C. Paleolítico Médio: 300.000 a 28.000 anos BP

Na Europa, começou com a difusão do património lítico de Levallois (48) e terminou com o desaparecimento do homem de Neanderthal.

-Homo neanderthalensis

Este ser humano extinto é distinto do Homem atual, de quem não é antepassado. As análises genéticas mostram que se separou dos antepassados do *Homo sapiens* há cerca de 500.000 anos. Mas o seu ADN, recentemente sequenciado, não revela qualquer diferença em relação ao nosso...

Tinha um crânio volumoso com uma testa recuada (a sua capacidade craniana de 1750 cm3 é superior à do homem moderno), o seu toro supraorbital é muito marcado e o seu queixo praticamente inexistente. Era pequeno, com ossos curtos e grossos e uma constituição atarracada, sem dúvida uma força da natureza muito resistente ao frio.

O homem de Neandertal está na origem de uma rica cultura material conhecida como **Mousteriana**, bem como das primeiras preocupações espirituais na Europa (primeiros enterramentos por volta de 100.000 a.C., como em La Ferrassie).

É contemporâneo do *&Homo Sapiens* na Europa. O seu desaparecimento é ainda objeto de controvérsia, mas é possível que a chegada do *&Homo Sapiens* se tenha revelado fatal.

1. A dieta do homem de Neanderthal

É o mais carnívoro de todos os hominídeos. As análises biogeoquímicas do colagénio ósseo dos Neandertais e dos mamíferos associados nos locais que ocuparam mostram uma dieta próxima da do lobo, mesmo em períodos temperados. **A** sua **dieta de carne** consistia principalmente em grandes mamíferos, mas também em pequenos animais (Iagomorfos, aves, moluscos terrestres) quando as condições eram adequadas. Também se alimentavam de marisco, como se atesta na Europa já em 150 000 a.C.. Há vários indícios de que também pescavam e comiam peixe, focas e golfinhos. Chegavam mesmo a secar o peixe, como o demonstram as marcas de desgaste particulares nos dentes de um Neandertal com 45 000 anos da Catalunha.

Também comiam **plantas** quando as encontravam, nomeadamente nas regiões temperadas. Em 2010, a análise de fitólitos aprisionados nas placas tártaras de dentes fossilizados do Neandertal revelou vestígios de plantas fossilizadas: tamareiras, leguminosas, rizomas de nenúfares, gramíneas do género *Triticum* ou *Hordeum, o que* indica uma alimentação diversificada e um comportamento de caçador-recolector. Alguns dos grãos de amido encontrados mostram processos de cozedura, o que sugere que os Neandertais, graças ao seu domínio do fogo, cozinhavam estas plantas fervendo-as, quando anteriormente se pensava que apenas a carne era cozinhada (com base na análise de ossos de animais encontrados em muitas casas).

2. Patologias

A artrite está particularmente disseminada entre os Neandertais mais antigos. Afecta especificamente articulações como os tornozelos e a coluna vertebral.

e ancas, braços, joelhos, dedos das mãos e dos pés. Tudo isto está intimamente ligado à doença degenerativa das articulações (osteoartrose), que pode ir da degeneração normal devida ao desgaste até à restrição dolorosa e incapacitante dos movimentos e à deformidade. Apresentavam também patologias dentárias: sinais mais ou menos pronunciados de hipoplasia em 75% dos dentes (10). As deficiências alimentares foram a principal causa, levando à perda de dentes.

A questão da vitamina D, A cor da pele desempenha um papel na síntese da vitamina D: nas regiões equatoriais, ela é retardada nos melanodermes (pele escura) e, nas latitudes elevadas, é facilitada nos iucodermes (pele clara). [61]O gene *MClR (recetor da melanocortina-1)* do cromossoma 16, identificado nos Neandertais e nos ruivos de pele clara e sardas, foi pensado para facilitar esta síntese cutânea da vitamina D.

D. Paleolítico Superior 35.000 a 10.000 anos BP Fim da última Idade do Gelo

Período caracterizado pela chegada do homem moderno à Europa, pelo desenvolvimento de novas técnicas (lâminas, indústria óssea, propulsão, etc.) e pela arte pré-histórica.

1. *Homo sapiens* ou homem moderno

A única espécie sobrevivente da linhagem humana, o *VHomo sapiens* arcaico, **que surgiu cerca de 200.000 anos antes de Cristo,** terá evoluído para os humanos anatomicamente modernos apenas em África, de acordo com provas genéticas e paleontológicas.

a. a dieta do homem moderno

São certamente **omnívoros.** Mas a proporção de matéria animal e vegetal na sua alimentação varia consoante a latitude e o clima.

Para um adulto que leva um estilo de vida de caçador-recolector, fora de condições ambientais extremas, a ração média diária é de 35% de carne e 65% de vegetais ricos em fibras e com baixo teor de açúcar. Para fornecer as 3000 calorias diárias supostamente necessárias, isto corresponde a cerca de 700g de carne e 1500g de vegetais por dia, o que fornece **35% de proteínas (**¾ animal e ¼ vegetal), **22% de gorduras** (40% animal e 60% vegetal) e **43% de hidratos de carbono.**

O homo sapiens do Paleolítico consumia 2 a 3 vezes menos gorduras saturadas do que nós e a sua ingestão de hidratos de carbono não era muito inferior à atual, consistindo quase exclusivamente em hidratos de carbono complexos.

Nas terras habitadas pelos primeiros *sapiens,* o leque de plantas comestíveis era muito vasto, muito mais vasto do que a escolha restrita de plantas cultivadas mais tarde pelos agricultores, e eram mais ricas em proteínas do que as que comemos.

As plantas contêm proteínas que não são tão boas para nós como as dos animais, porque são frequentemente muito pobres em certos aminoácidos essenciais (especialmente triptofano, lisina e metionina), o que constitui um "fator limitante" para a sua utilização pelo nosso organismo. Mas a combinação de várias plantas pode compensar em parte este défice, daí a importância da diversidade. Mesmo que a biodisponibilidade das proteínas vegetais seja apenas de 70%, em comparação com 96% para as proteínas animais, esta contribuição proteica não é negligenciável, dada a quantidade de plantas selvagens absorvida por dia.

Alguns vegetais secos têm um valor calórico e um teor proteico quantitativamente semelhantes aos da carne, como as leguminosas (ervilhaca, ervilhas, lentilhas) ou quase semelhantes (feijão, nozes, avelãs), pelo que são muito úteis para constituir reservas.

Na Eritreia, foram encontrados montes de conchas datados de há 125 000 anos, o que indica que a dieta dos primeiros *Homo Sapiens* de África incluía frutos do mar colhidos na costa.

b. Dispersão na terra

O Homo sapiens saiu de África **há menos de 100 000 anos**, substituindo gradualmente as populações humanas anteriores, como o homem de Neandertal. Era um grande viajante e povoou toda a Terra, mas desta vez não foi apenas seguindo rebanhos.

Desde as primeiras migrações, os nossos antepassados dominavam a navegação em alto mar, como o demonstra a colonização muito precoce da Austrália.

Um estudo do genoma humano acaba de revelar que a atual população aborígene da Austrália descende de grupos que se estabeleceram no país há mais de 60.000 anos (talvez mesmo há 75.000 anos). Trata-se da mais antiga população conhecida que se instalou no mesmo território durante um período de tempo tão longo, com exceção das populações africanas.

Os primeiros *homo sapiens* a migrarem de África para norte eram também altamente especializados em técnicas de pesca em mar aberto e em alto mar. Milhares de ossos de peixes pelágicos (como o atum) comidos por humanos há cerca de 42.000 anos foram descobertos nas ilhas ao longo das rotas de migração norte-sul em Timor-Leste.

c. O ambiente na Europa do Paleolítico Superior

O Homo sapiens chegou à Europa há cerca de 40.000 anos, no auge da glaciação Wurm. Por outras palavras, durante a segunda metade da última das eras glaciares que reinaram intermitentemente ao longo do período Quaternário. Estes episódios, ligados a mudanças na órbita da Terra em torno do Sol, caracterizaram-se por temperaturas mais frias e menos precipitação.

Durante os 25.000 anos do Paleolítico Superior, o clima deteriorou-se até atingir um "máximo glaciar" por volta dos 20.000 anos BP, tendo depois melhorado lentamente durante o período Tardiglaciar até atingir o clima atual (=! o Holoceno).

Entre 35.000 anos e 10.000 anos atrás, a Europa **da BP** foi ocupada por uma população humana moderna homogénea com uma cultura comum. O seu representante mais famoso é o homem de Cro-Magnon. Na zona a norte dos Pirinéus e dos Alpes, onde vivia o Cro-Magnon, **o clima era muito frio e seco.** As paisagens eram nórdicas, constituídas por estepes e tundras monótonas, sem abundância de plantas comestíveis, abertas a todos os ventos e desprovidas de árvores; as únicas árvores que restavam eram coníferas nas encostas das montanhas ou nos vales (pinheiro silvestre, bétula, etc.). Mas esta paisagem desolada adaptava-se a certos animais que se contentavam com a sua vegetação escassa: mamutes, rinocerontes lanudos, manadas de centenas de milhares de cavalos selvagens, bisontes e renas. As raposas polares, os wolverines, os lobos e os ursos alimentavam-se de lebres, aves e herbívoros bebés (7).

d. Homem Cromagnon(69)

De acordo com o crânio encontrado em Cromagnon, trata-se de um homem de anatomia moderna. Tinha uma estatura alta, com inserções musculares marcadas, indicativas de uma grande robustez ligada a uma grande atividade física e a um elevado consumo de proteínas; as suas capacidades intelectuais eram as mesmas que as nossas; usava roupas cosidas e decoradas e manifestava preocupações estéticas: jóias, mobiliário e pinturas parietais rituais (grutas de Iascaux e La Madeleine, etc.), instrumentos musicais.... Esculpiram o rosto humano mais antigo que se conhece (há 25.000 anos) e estruturaram as suas habitações com zonas de atividade em torno das lareiras e zonas de dormir e de esvaziamento. Viviam em clãs de 30 a 40 pessoas. Os sítios Cro magnon mais conhecidos situam-se na Dordogne.

Dieta Cro-Magnon

O seu modo de subsistência parece ter-se baseado essencialmente na caça organizada de grandes mamíferos terrestres. Praticavam um estilo de vida nómada semelhante ao dos caçadores-recolectores subactuais, devido ao rápido esgotamento da caça em torno do seu habitat, às migrações sazonais dos animais e ao aparecimento de alimentos em determinados locais ou regiões do seu território. Mas também pescam com arpões, anzóis e armadilhas para peixes...

As fontes alimentares básicas do *homo sapiens* na Europa são a caça e as plantas selvagens, numa proporção de cerca de 50% para a carne e 50% para as plantas (segundo o Dr. Delluc). Mas esta proporção varia consoante o clima. Cada vez que o clima arrefece, a escassez de plantas obriga-nos a aumentar o consumo de carne, mas logo que o clima o permite, voltamos a comer frutas, oleaginosas, tubérculos, etc. Estudos efectuados com os Inuit mostram que, nos climas mais extremos, a proporção de consumo de animais na ração alimentar é de cerca de 80%. Para os Cromagnon, isso só durava alguns meses por ano, pois as plantas eram consumidas em abundância na primavera e no verão.

Plantas

As plantas selvagens eram mais ricas em proteínas do que os nossos cereais, mas também em vitaminas e minerais. Eram consumidas logo após a colheita, sem transformação, o que deveria fornecer cerca de 600 mg de vitamina C por dia. O consumo de cálcio e de potássio era elevado e, na ausência de sal, a relação sódio/potássio era pelo menos 30 vezes inferior à atual.

Os Magdalenianos de Lascaux, há 17.000 anos, beneficiaram de um clima mais ameno, com mais floresta a substituir a estepe de Würm. Comiam nozes, avelãs, bolotas, faias e groselhas. Os Magdalenianos de Miesenhaim (Renânia), há 11040 anos, deixaram para trás 6000 sementes e 8000 pólenes. *"O Magdaleniano podia acrescentar à sua dieta animal salada com chicória, rebentos de salgueiro e clematite (que ainda se comem na Rússia) e folhas jovens de salada de burnet..."*.

O estudo do tártaro dentário revela fitólitos (secreções siliciosas produzidas pelas plantas) e grãos de amido, que nos informam sobre a grande variedade de espécies consumidas: gramíneas selvagens, tubérculos, raízes... até nenúfares.

A glucose necessária ao cérebro provinha em grande parte dos triglicéridos, uma vez que as plantas eram raras e os açúcares rápidos desconhecidos. Os frutos eram principalmente bagas: quase todos os frutos europeus grandes e muito doces que conhecemos atualmente não existiam no Paleolítico europeu. O teor de açúcar rápido destas bagas era inferior ao dos frutos actuais e só estavam presentes durante um curto período do ano. Os Cro-magnon tinham sobretudo açúcares lentos, que muitas vezes só podiam ser utilizados depois de preparados. As castanhas, muito ricas em hidratos de carbono, são conhecidas desde o Mioceno, mas só podiam ser consumidas durante os períodos glaciares, pois necessitam de um clima temperado.

Proteínas animais: A carne de caça e/ou de pesca distingue-se pelo seu elevado teor de **proteínas** e baixo teor de gordura. De facto, a carne do Paleolítico não é a mesma que a de hoje*: "Os animais selvagens que se alimentam de plantas selvagens produzem carne magra com um teor de gordura não superior a 4%, em vez dos 25% actuais".* Os animais selvagens não têm gordura, exceto as renas, os bois-almiscarados, os mamutes e as focas. Os lípidos da caça são 3 a 5 vezes mais ricos em ácidos gordos polinsaturados do que os do gado.

Os povos paleolíticos desconheciam os dois inconvenientes das proteínas animais para nós: a sua associação a um elevado teor de gordura nos animais de criação e o seu preço de custo (são necessários

10 kg de proteínas vegetais para fabricar 1 kg de proteínas animais). Eles utilizavam os seus recursos naturais mas não os renovavam, pelo que variavam no tempo e no espaço. Calcula-se que o homem do Paleolítico obtinha 30% das suas calorias sob a forma de proteínas (ou seja, 2 vezes mais do que a dose recomendada atualmente).

Um estudo de ossos de animais recuperados de escavações arqueológicas mostra que o Cro magnon tinha um apetite especial por caça jovem, rena e cavalo, e entre os cortes preferidos estavam as coxas, os ombros e a cabeça (para o cérebro e a língua).

A procura de **lípidos** foi importante durante as eras glaciais. A fratura dos ossos longos dos herbívoros indica uma procura de medula, uma fonte de gordura. As fêmeas eram caçadas, presumivelmente pela sua carne mais gorda. "*Em certos períodos, os povos pré-históricos consumiam fêmeas grávidas para obter a placenta e o feto. Os animais muito jovens eram abatidos, também pelo seu elevado teor de gordura*". Estas gorduras proporcionam um equilíbrio quase ideal entre as duas famílias de ácidos gordos essenciais, o ómega 3 e o ómega 6. "*O homem pré-histórico encontrava estas duas famílias numa relação fisiológica de 1:1, enquanto a relação atual é de 20:1 a favor do ómega 6.*

As dietas paleolíticas eram relativamente pobres em gordura: 22% das calorias, ou seja, menos 8% do que a dose recomendada. Mas este nível variava provavelmente consoante a época (fria ou quente) e a zona geográfica. Os peixes mais gordos, como o salmão, eram preferidos, como se pode ver nos sítios da Magdalenian. O salmão e os ovos são quatro vezes mais ricos em gordura do que a carne dos mamíferos.

Os paleolíticos consumiam uma baixa proporção de ácidos gordos saturados (duas a três vezes menos do que os humanos modernos) e uma elevada proporção de ácidos gordos insaturados (vegetais e animais).

Ritmos alimentares no período paleolítico *"Existiam provavelmente duas normas entre os caçadores-recolectores. Em primeiro lugar, havia uma única refeição ao fim do dia, com os caçadores a trazerem os produtos da sua caça e/ou os recolectores a trazerem os seus alimentos para a refeição colectiva. Se o acampamento tivesse comida, todos ficavam quietos e tendiam a petiscar durante todo o dia. Assim, as três refeições não eram a norma e o jejum intermitente era comum, sobretudo entre os caçadores".*

e. Patologias

O Cro-Magnon era alto (1,70-1,80 m), tinha bons ossos e parece ter gozado de boa saúde, pelo que se pode deduzir do estudo dos esqueletos. Não havia praticamente nenhum sinal de deficiência óssea. O consumo elevado de carne não parece ter afetado negativamente a sua saúde, e não há vestígios de gota ou osteoporose nos seus ossos. Esta integridade óssea atesta uma alimentação correcta e não uma dieta dita de "subsistência" precária.

Os investigadores perguntam-se como é que eles conseguiam obter cálcio suficiente na sua dieta. Talvez estivessem a roer as epífises ósseas?

A maior parte das figuras femininas, em particular as de Gravetti, são mais ou menos ginóides, muitas vezes com seios em ptose (prova de amamentação repetida) e um abdómen arredondado que indica uma gravidez avançada. Embora estas estatuetas sejam muito realistas, isto não deve ter sido muito comum entre estes nómadas que estavam constantemente em movimento... Talvez estas estatuetas representem o seu ideal feminino.

A mortalidade obstétrica deve ter sido elevada: os esqueletos encontrados são geralmente de mulheres jovens. A mortalidade infantil era elevada e a amamentação prolongada implicava um espaçamento das gravidezes: a mãe paleolítica não estava certamente rodeada por uma série de crianças! De facto, o crescimento da população era muito lento.

Alguns homens também morreram jovens, mas os esqueletos não apresentam vestígios de cancro, tuberculose, deficiências nutricionais, traumatismos graves ou feridas de guerra. Nem todas as patologias estão impressas nos esqueletos.

Uma análise do INED revela que, uma vez ultrapassada a barreira da mortalidade infantil, um adolescente de 15 anos podia contar com mais 40 anos de vida, como ainda acontecia na França do século XVII.

2. Etnologia: humanos modernos que preservaram o modo de vida paleolítico

A proporção de carne na dieta

Anne Cayot Trottmann (2012) analisou a alimentação de cerca de cinquenta povos que não cultivavam nem criavam gado e que tinham sobrevivido desde 1950, à base de caça e de plantas não cultivadas.

O consumo de carne varia muito, especialmente em função do clima: os Hadza da Tanzânia comem 20% de carne, tal como os Bushmen do Kalahari; os aborígenes australianos de Arnhem comem 30% de peixe e os Inuit comem 90% de carne e peixe.

Os etnólogos consideram a apanha como uma atividade feminina, uma vez que as mulheres grávidas ou acompanhadas por crianças não derramam sangue. Mas isto não significa que se trate de uma atividade vegetariana. De facto, verificou-se que, para além dos produtos vegetais, são recolhidos pequenos animais: vermes, insectos e larvas, gastrópodes, anfíbios, pequenos répteis e mamíferos. Os insectos ricos em proteínas e as larvas gordas foram e são consumidos em África, na Ásia e na América Latina (regiões quentes onde são abundantes). Em África, os grandes gafanhotos sempre foram consumidos de várias formas: fritos, cozidos e salgados, assados no forno, secos ao sol e depois grelhados com sal e cominhos moídos em farinha para bolos! São uma óptima fonte de proteínas.

Em climas quentes

Nos **bosquímanos** do Kalahari semi-árido, as mulheres recolhem diariamente folhas, bagas, amêndoas, nozes, resina, tubérculos e bolbos, que representam 80% da sua alimentação. [42]As plantas que contêm proteínas, lípidos e hidratos de carbono crescem durante todo o ano, e os produtos da caça não são consumidos todos os dias, mas são motivo de banquetes.

Em tempos, **os aborígenes australianos** sabiam identificar 300 plantas cujos frutos, raízes ou tubérculos comiam. Juntamente com a caça dos homens, a recolha e a apanha forneciam 70-80% da alimentação da família e, durante o dia, as mulheres e as crianças percorriam as terras desoladas para fornecer a refeição da noite com frutos, nozes, bagas, sementes, inhames e pequenos animais de sangue quente ou frio.

Em climas frios

a. Em 1950, **os Inuit** comiam 2 a 3 kg de carne de foca ou de morsa (um quarto da qual era gordura) por dia. Segundo observadores de 1835-1855, chegavam a comer o dobro: carne crua ou cozinhada, seca ou de faisão, fígado e vísceras, conteúdo estomacal e sangue, peixe, aves, ingestão sistemática de tutano e gorduras. Durante o curto verão, as refeições eram complementadas com ovos, mexilhões, arandos, 9 tipos de raízes e 3 tipos de algas. Eram os mais carnívoros dos Homo Sapiens.

b. Os Ainu

Povo aborígene que vive no norte do Japão e no extremo leste da Rússia. O clima é siberiano no inverno, mas favorável ao desenvolvimento de uma vegetação exuberante no verão. A sua alimentação aproxima-se mais da do *homo sapiens* pré-histórico do que da das populações do Ártico. Pouco antes da última guerra, eram ainda pescadores de salmão e de peixes marinhos, caçadores de veados, ursos e mamíferos marinhos. Recolhiam uma flora rica: rebentos e folhas, raízes e bolbos, numerosas bagas, incluindo uvas selvagens, bagas e nozes, e bolotas de carvalho, que desempenham um papel importante na dieta local. A seiva de bétula fresca ou fermentada...

Depois destes exemplos de pessoas que ainda vivem como no Paleolítico, vamos continuar a explorar os períodos antigos.

E. O período Mesolítico (há 10.000 anos)

Entre 12 000 e 9 000 anos atrás, **o aquecimento global** pôs fim à Idade do Gelo: o nível do mar subiu 100 m até atingir as costas actuais, as estepes foram substituídas por densas florestas e os grandes animais amantes do frio (mamutes, renas), incapazes de viver na floresta, migraram para norte para dar lugar a veados, corços, javalis, lebres, ursos e auroques.

O homem adaptou-se, os métodos de caça mudaram, e o arco tornou-se muito eficaz contra a nova caça - os animais já não viviam em manadas, mas isolados; o caçador tinha de os seguir e vigiar, e este método de caça exigia muita perícia e paciência e já não era feito em grupo. "*Os caçadores tinham de os seguir e ficar à espreita, e este método de caça exigia muita perícia e paciência, e já não era feito em grupos. Nesta altura, os homens estavam a funcionar a todo o vapor, comendo aves* do *tamanho* dos seus punhos, até aos auroques.

Nas margens dos lagos cresce uma vegetação rica. As plantas são mais abundantes e o seu consumo está a aumentar. A camada aziliana de Mas d'Azil, em Ariège, continha caroços de ameixa, abrunhos, cerejas, nozes, avelãs, bolotas e um pequeno monte de trigo...
Desde então, e até há pouco tempo, foi recolhida uma grande variedade de plantas, incluindo cogumelos comestíveis, frutos e bagas (maçãs, pêras, cerejas, abrunhos, nêsperas, comouilles, morangos, framboesas, amoras, mirtilos, groselhas, etc.).) Plantas herbáceas ou lenhosas cujas folhas e flores são colhidas: erva-do-pulmão, agrião, raipão, urtiga, violeta, oxalis, prímula, rebentos de freixo e abeto, etc. Plantas aromáticas: zimbro, manjerona, hortelã selvagem, alho selvagem, cebolinha, abrolha, etc.
Também comem sementes e frutos secos, como castanhas, fainas e avelãs. Comem também bolotas, que são secas e transformadas em farinha para fazer pão ou bolos quando não há cereais disponíveis. E

raízes, bolbos e tubérculos, como nozes, amoras, genetas, dentes de cão e até rizomas de fetos (que eram moídos para fazer pão em tempos de fome no século XVIII).

A análise de fezes fósseis deste período mostra que os seres humanos se alimentavam de alimentos crus. A cozedura não era de todo sistemática, mesmo após a invenção do fogo.

A demografia aumentou significativamente, graças, nomeadamente, a um sistema de subsistência muito baseado na utilização de plantas. O número de sítios ocupados é muito superior ao do Paleolítico. O recuo dos glaciares permitiu às populações migrarem mais para norte. Em vez de se contentar com este aquecimento, o homem passou a ocupar todo o Norte da Europa e as montanhas libertadas dos seus glaciares!

F. O Neolítico (em França, entre 5500 e 1800 a.C.)

á menos de 10 000 anos, os povos começaram gradualmente a fixar-se e a domesticar plantas e animais. Esta mudança teve início no Crescente Fértil. Este novo modo de vida chegou depois à Europa através de pequenos grupos de criadores de gado provenientes da Anatólia e do sudoeste da Ásia. A disseminação pela Europa, desde o Mar Egeu até às Ilhas Britânicas, demorou cerca de 2500 anos (entre 6500 a.C. e 4000 a.C.). Mais do que uma "revolução neolítica", tratou-se de uma evolução lenta e geograficamente díspar que se registou em todo o mundo.

1. Alimentação: agricultura e pecuária

A mudança de estilo de vida foi acompanhada de profundas alterações na alimentação humana, com a produção de cereais farináceos (hidratos de carbono lentos) e de animais gordos, e a possibilidade de constituir reservas. O aumento das estrias dentárias horizontais e a diminuição das estrias verticais reflectem o declínio da caça em favor da agricultura. No entanto, esta evolução para um sistema neolítico "típico" ocorreu lentamente. Localmente, encontramos uma infinidade de situações de transição com o Mesolítico, como o sítio de Pendimoun (Alpes-Maritimes): "aqui, no início do Neolítico inicial, vemos o início da domesticação dos ovicaprinos e do gado bovino, mas também muita **fauna selvagem,** porcos, veados, corços, coelhos, lebres, grandes ruminantes, alguns gatos, raposas e martas para peles. Existem também restos de culturas cerealíferas (einkorn, trigo para fécula, cevada). No entanto, os estudos mostram que os recursos marinhos são muito pouco utilizados, apesar de estarmos perto do mar. É o início de uma especialização".

Este novo modo de vida camponês, que se desenvolveu durante o Neolítico, manteve-se inalterado durante a Idade dos Metais e até ao final do século XIX.

a. A domesticação das plantas começou com o trigo amiláceo, a espelta e a cevada. Não foram escolhidos principalmente pela sua qualidade nutricional, mas porque tinham sementes maiores e eram mais fáceis de manusear. Foram seleccionadas estirpes que conservavam as suas sementes comestíveis durante mais tempo.

Depois vieram as leguminosas: ervilhas, lentilhas e feijões, que tinham a vantagem de poderem ser consumidos frescos ou secos e armazenados. O centeio, por exemplo, foi experimentado e abandonado na Anatólia neolítica, mas chegou à Europa como erva daninha e foi aí domesticado com sucesso, milhares de anos após o nascimento da agricultura. As lentilhas selvagens levaram o mesmo tempo a ser domesticadas.

b. No período paleolítico, **a vegetação** consumível (frutos, rebentos, folhas, raízes, etc.) era quase exclusivamente constituída por dicotiledóneas e os primatas tinham tido muito tempo para se habituarem a elas ao longo de dezenas de milhões de anos. No período neolítico, a utilização maciça de monocotiledóneas (cereais) pouco digeríveis pelo homem (que não é granívoro) obrigou à utilização de almofarizes e pilões, que não existiam anteriormente, para obter farinhas.

c. A invenção da cerâmica: a cerâmica utilitária generalizou-se por volta de 6000 a.C.. O armazenamento dos cereais colhidos em recipientes de cerâmica substituiu a cova escavada no solo. Era mais seguro contra os animais e as intempéries.

As sementes eram torradas para as conservar melhor.

A cozedura dos alimentos é facilitada pela utilização de recipientes resistentes ao fogo. Os alimentos, mesmo os líquidos, podiam ser cozinhados durante mais tempo sem carbonizar. Surge uma "nova cozinha", com purés e papas. Os cereais contêm menos fibras do que as plantas selvagens e são mais calóricos, pelo que comemos menos para saciar a fome e a ingestão de fibras diminui.

O consumo de papas de legumes é atestado pelos **cadáveres mumificados do Neolítico**, encontrados perfeitamente conservados nas turfeiras do Norte da Europa. O conteúdo dos seus órgãos internos, incluindo os estômagos, foi estudado.

O homem de Tolund (Dinamarca, falecido por volta de 350 a.C.) tinha um estatuto elevado, como o demonstram as suas mãos, que não são as de um trabalhador braçal, mas a sua última refeição consistiu em cevada, linhaça, knotweed e numerosas espécies de ervas daninhas (umbelliferae, margarida, bindweed, paciência...).

O homem de Graubelle tinha comido 66 tipos diferentes de papas de sementes (ranúnculo, azevém, camomila, etc.) e a mulher de Boron uma papa de sementes semelhante. A maior parte das sementes eram minúsculas, algumas ricas em óleo.

Este facto demonstra que a agricultura não eliminou de forma alguma a recolha de plantas silvestres.

d. Reprodução

As primeiras espécies domesticadas foram as cabras, as ovelhas, os porcos e o gado bovino... todas elas foram domesticadas mais ou menos na mesma altura, por volta de 8.500 a.C., no Próximo Oriente. Estes eram os animais que existiam naturalmente na região e eram os mais fáceis de abordar. A carne era provavelmente fumada para a conservar. O sal não era utilizado como conservante até cerca de 2000 a.C.

Mas a alimentação dos animais é dispendiosa e a caça e a pesca continuam.

e. O leite começou a ser consumido há 7500 anos na Europa Central, como consequência lógica da criação de gado. Até então, os únicos seres humanos que consumiam leite eram os bebés amamentados. Não sabemos se o leite era muito consumido no período neolítico, mas nem todos os adultos actuais possuem as enzimas (Iactase) para digerir este alimento não fisiológico. Alguns milhares de anos não são suficientes para alterar a nossa digestão.

f. Crescimento demográfico

Os trabalhos do paleodemógrafo Jean-Pierre Bocquet-Appel indicam uma provável correlação entre o início da agricultura e o boom demográfico das populações. O aumento da fecundidade foi muito acentuado, graças à aproximação dos intervalos entre os nascimentos. A recuperação dos partos (relevadles) foi mais rápida, o que pode ser explicado por uma alimentação mais regular devido à capacidade de armazenamento dos alimentos.

2. Doenças

A "revolução agrícola", que conduziu a um predomínio dos cereais na alimentação (50 a 70% da ingestão alimentar), foi acompanhada de uma deterioração da saúde, como o demonstram os esqueletos: pela primeira vez na história da humanidade, apareceram vestígios de **anemia por deficiência de ferro, raquitismo** (devido às lectinas do trigo, que bloqueiam a vitamina D), **inflamação crónica** (excesso de ómega 6) **e osteoporose** (deficiência de cálcio e vitamina D).

a. A estatura humana diminuiu cerca de quinze centímetros a partir deste período, em parte devido ao baixo consumo de proteínas, mas também, sem dúvida, devido a mudanças na atividade física: a resistência dos camponeses sedentários substituiu a resistência dos caçadores-recolectores semi-nómadas. O trabalho agrícola criou novas tensões, com as crianças a começarem a trabalhar provavelmente mais cedo e a serem sujeitas a cargas físicas que atrasaram o crescimento.

A cárie dentária, que era muito rara no Paleolítico, tornou-se mais frequente no Neolítico. **Os dentes e os ossos** apresentam também as marcas das carências causadas pela refinação e pelo ácido fítico dos cereais. **O ácido fítico** é um composto anti-nutricional que retém os minerais. Os grãos de cereais contêm 1 a 5% de ácido fítico, que é utilizado para armazenar o fósforo. Os mamíferos (incluindo o homem) não conseguem hidrolisar os complexos fíticos (exceto os ruminantes, que possuem a flora microbiana necessária). Os fitatos são capazes de provocar carências de cálcio, ferro e zinco, apesar de uma ingestão correcta. Este facto pode ter contribuído para a crescente redução da estatura humana desde o Mesolítico, bem como para a diminuição do consumo de proteínas animais, para a escassez de alimentos associada a riscos climáticos e epizootias e para a exposição a epidemias devido à proximidade dos animais.

A sedentarização conduziu à contaminação por germes fecais humanos e animais. Foi o início das **doenças infecciosas,** ligadas à promiscuidade com os animais nas aldeias, à mistura das populações e ao aumento da densidade populacional. A tuberculose, por exemplo, não existia no Paleolítico, mas era sem dúvida de origem animal, tal como muitas outras doenças infecciosas (varíola, lepra, salmonelose, ténia, febre tifoide, carbúnculo, gripe, raiva, tétano, sífilis, etc.). A domesticação pode não ter sido assim tão boa para a nossa saúde...

Entre as **novas doenças** visíveis nos esqueletos: anemia hemolítica, espondilite anquilosante, síndroma de Fiessinger-Leroy-Reiter, etc.

Moer cereais de joelhos durante todo o dia provoca lesões osteoarticulares nos dedos dos pés, na coluna vertebral e nos joelhos das mulheres. Os agricultores desenvolveram osteoartrite lombossacra ligada às posições incómodas em que tinham de trabalhar. Foi o início das doenças profissionais.

Encontramos **polipatologias:** como Ôtzi, um homem de quarenta anos, com 5300 anos, encontrado mumificado num glaciar dos Alpes, assassinado por uma seta de sílex nas costas (perto da artéria axilar). Osteoartrite difusa, aterosclerose, doença broncopulmonar crónica, entesopatia (doença inflamatória) dos joelhos, presença de três cálculos biliares que indicam que a alimentação de Ôtzi era rica em proteínas, parasitas intestinais.

O exame microscópico eletrónico dos cabelos revelou uma patologia neurótica e o exame das unhas revelou uma anomalia caraterística de um stress intenso 8, 12 e 16 semanas antes da sua morte. Este mau estado geral parece estar ligado à presença no seu intestino de ovos de triquinas, um parasita que produz ataques de vinte em vinte dias.

Otzi é também o primeiro homem conhecido por ter sido infetado pelo parasita da doença de Lyme. Ele também tem uma série de costelas fracturadas no lado esquerdo, que foram recalcificadas.

Uma hora antes da sua morte, Otzi tinha comido uma refeição constituída principalmente por cabras selvagens e nas suas vísceras foram encontradas plantas (75% das quais eram cereais), veados e íbex.

Em conclusão: o seu estado de saúde era tão mau como o dos nossos contemporâneos, se não pior, apesar de uma vida ao ar fresco da montanha e de uma carne ainda selvagem. Isso não o impediu de levar uma vida ativa e guerreira.

O Neolítico foi também uma época de **escassez de alimentos,** de **carências** e de **epidemias**, como o atestam os enterramentos colectivos, **as pedras cravadas nos ossos** e as valas comuns. O Neolítico foi também o período das primeiras **guerras.** Infelizmente, a acumulação de reservas e, por conseguinte, de riquezas, esteve na origem dos primeiros conflitos.

Mesmo após a sedentarização e a invenção da agricultura, a recolha de plantas silvestres continuou durante muito tempo, como o demonstram as populações das turfeiras, e continua a existir nas nossas zonas rurais (dentes-de-leão, urtigas, agriões, etc.) e em muitos países actuais, como Creta. A diversidade das plantas consumidas é muito importante para a saúde humana. A agricultura trouxe segurança alimentar e abundância, uma fonte de crescimento demográfico, mas não devemos contentar-nos com uma escolha de alimentos, como sabia o homem neolítico. O atual esgotamento dos recursos vegetais não está de acordo com as nossas necessidades. 5 grandes cereais fornecem a maior parte dos alimentos do mundo atualmente.

Os cereais não levedados (como as papas) provocam carências de minerais, uma vez que o ser humano não está preparado para os digerir corretamente. Só há 7000 anos é que comemos muitos cereais, o que não é tempo suficiente para que a fisiologia de todos os seres humanos se tenha adaptado.

A criação de animais não era intensiva no período neolítico, pois o elevado custo da produção de carne para alimentação dos animais limitava o seu consumo, e a caça continuava a ser praticada. Mas a proximidade com os animais era um vetor de doenças até então desconhecidas.

A utilização de subprodutos animais, como o leite, difundiu-se gradualmente, mas certamente não na mesma medida que hoje. Em condições naturais, os animais produzem pouco leite, e apenas durante alguns meses do ano.

O quadro sanitário do período neolítico parece sombrio, como o salientam os defensores da dieta paleolítica. Mas há quem defenda este período e não acredite nos efeitos nocivos dos alimentos produzidos pela agricultura e pela pecuária.

Após a introdução de novos alimentos, como os cereais e o leite, que perturbaram os nossos hábitos alimentares de origem, as grandes alterações da alimentação surgiram no século XX, quando a expansão industrial trouxe consigo um excesso de alimentos ainda menos fisiológicos.

G. A revolução industrial

No século XIX, com a industrialização da produção, incluindo a produção alimentar, o homem voltou a modificar rapidamente a sua alimentação. Os alimentos que ingerimos são empobrecidos e desnaturados por todo o tipo de tratamentos e modificações. As nossas enzimas digestivas já não os reconhecem, os nossos órgãos são atacados e o nosso sangue, envenenado e espesso, circula mal.

1. A destruição da nossa alimentação pelas indústrias agro-alimentares

a. **A agricultura intensiva** desnatura os alimentos através da utilização de fertilizantes, fungicidas, pesticidas, hormonas e produtos químicos de todo o tipo, deixando-os deficientes e tóxicos,

b. **A conservação a longo prazo dos alimentos** por congelação, liofilização, appertização, irradiação e adição de conservantes químicos afecta a qualidade nutricional dos alimentos,

c. **A refinação** elimina as enzimas, as vitaminas e os minerais, dando origem a produtos purificados sem nutrientes (açúcar branco, farinha branca, óleos purificados, queijos pasteurizados, etc.).

d. **A cozedura sistemática** destrói os nutrientes: desestruturação das proteínas, lípidos e hidratos de carbono com a formação de alcatrões (proteínas) e a reação de Maillard.

2. Novos hábitos alimentares

a. Sal

O homem explora as jazidas de sal desde o fim da Idade do Bronze, mas o sal continua a ser um produto raro e caro, pelo que foi consumido com moderação até à era industrial, altura em que o seu consumo explodiu, em detrimento da nossa saúde.

O equilíbrio do meio interno, nomeadamente a hidratação através do metabolismo do sódio, é regulado pelo rim. O sódio filtrado pelo glomérulo é quase inteiramente reabsorvido pelo túbulo proximal e pela ansa de Henlé, limitando-se o túbulo distal a adaptar-se às necessidades (através do sistema renina-angiotensina). A carga de trabalho do túbulo renal é considerável: dos 1000 g de sal filtrados por dia, os nossos rins apenas eliminam alguns gramas na urina final. Assim, à semelhança dos rins dos animais dos países quentes, os nossos rins foram concebidos para fazer face a uma baixa ingestão diária de sal e trabalhar a baixo custo. Para compensar as perdas diárias, é suficiente 1 a 1,5 g de cloreto de sódio por dia. O cloreto de sódio é fornecido pelos alimentos naturais, sem necessidade de suplementos. As plantas selvagens fornecem cerca de 10 mg de sódio por 100g e os animais (domésticos) 69 mg por 100g.

No Paleolítico, uma alimentação constituída por 35% de produtos cárneos (cerca de 788 g) e 65% de produtos vegetais (1463 g) deveria fornecer um total de 690 mg de sódio por dia, ou seja, 1,7 g de cloreto de sódio. O que era suficiente.

Mas atualmente consumimos entre 10 e 45 g por dia. Isto conduz a uma tensão arterial elevada e a complicações cardiovasculares.

b. **Os açúcares rápidos** estão ausentes das nossas dietas desde o início dos tempos, com exceção do mel, que foi por vezes consumido desde a Antiguidade, mas que permaneceu sempre um produto raro.

Os açúcares de cana e de beterraba difundiram-se com a revolução industrial, o seu consumo está a aumentar constantemente e o seu impacto na saúde é enorme.

Em menos de 200 anos, afastámo-nos cada vez mais dos produtos frescos e naturais.

O nosso organismo é incapaz de se adaptar às transformações industriais radicais da alimentação moderna. Os alimentos que consumimos são poluídos, refinados, demasiado adoçados, demasiado salgados, enriquecidos com gorduras de baixa qualidade, conservantes e corantes... destruídos por métodos de cozedura cada vez mais agressivos, como o micro-ondas...

Não há tempo para cozinhar e os produtos industriais prontos a utilizar substituíram os alimentos tradicionais como a fruta, os legumes, as leguminosas e os cereais integrais. A nossa alimentação carece de fibras vegetais. As gorduras ricas em ácidos gordos saturados e trans substituíram os óleos não refinados (ricos em ómega 3, 6 e 9). As plantas são provenientes de todo o mundo e a abundância de alimentos em todas as estações fez-nos esquecer o ritmo da natureza... Em três gerações, as nossas referências culinárias ancestrais perderam-se; a nossa alimentação é rápida e não diversificada, mordiscar a toda a hora alimentos tóxicos e indigestos perturba todos os nossos órgãos digestivos...

A variedade de produtos industriais está a aumentar constantemente, enquanto a de produtos naturais está a diminuir perigosamente. Das 70.000 espécies de plantas comestíveis existentes na Terra, apenas 10% são cultivadas. Mas apenas 30 espécies fornecem 95% das necessidades energéticas humanas. A hiper-especialização da indústria agroalimentar levou ao esquecimento de dezenas de milhares de plantas cuja variedade e riqueza nos são necessárias. Os produtores seleccionam espécies que se adaptam facilmente, que se conservam durante muito tempo e que produzem muito por hectare, sem se preocuparem com a nossa alimentação. A procura de lucros produz sementes degeneradas pela manipulação genética, legumes com formas calibradas, insípidas, à prova de podridão... e as sementes tradicionais são proibidas... As multinacionais agro-alimentares que orquestram tudo isto são as componentes predominantes da economia internacional, controlam os meios de comunicação social e os organismos que elaboram os programas de nutrição. Os alimentos mais rentáveis para estas indústrias são os que têm por base o trigo, o leite e o açúcar, e são por isso os mais recomendados e consumidos...

São também os menos adaptados à nossa fisiologia e os mais recentes na história da nossa alimentação. Mas, nas nossas sociedades abastadas, as pessoas já não comem por instinto, mas por "impulso", pressionadas pela publicidade e por todo o tipo de mensagens nutricionais contraditórias.

O conhecimento do nosso passado é útil para nos ajudar a dar um passo atrás em relação a estes novos hábitos alimentares e a regressar a um maior senso comum e pensamento crítico nas nossas escolhas alimentares.

3. Patologias

Na segunda metade do século XX, fomos alimentados à força com alimentos baratos e não fisiológicos, cujos efeitos visíveis na saúde pública já não podem ser contestados. Após o aparecimento das cáries dentárias no Neolítico, são agora as chamadas "doenças da civilização" que se têm vindo a afirmar nos últimos cinquenta anos, e estão a aumentar. Obesidade e excesso de peso, diabetes II, patologias cardiovasculares, doenças inflamatórias, digestivas, auto-imunes e neurodegenerativas, cancros, alergias alimentares... A saúde está a deteriorar-se dramaticamente, mas à medida que a longevidade aumenta com o progresso da medicina de emergência, os idosos sofrem de múltiplas patologias incapacitantes e vivem longas agonias.

Somos omnívoros desde as nossas origens mais remotas, há milhões de anos. A nossa fisiologia digestiva permite-nos digerir e assimilar todos os tipos de alimentos naturais, o que nos torna altamente adaptáveis às mudanças ambientais. No entanto, o rácio entre a ingestão de animais e vegetais evoluiu lentamente ao longo do tempo para uma tendência cada vez mais semelhante à dos camelos, e os utensílios mais antigos utilizados pelos nossos primeiros antepassados *homo* foram concebidos para abater carcaças e esmagar ossos.

O homem primitivo distinguiu-se pela sua procura de alimentos de alta qualidade e ricos em nutrientes, que ajudaram o seu cérebro a desenvolver-se. As plantas pobres em hidratos de carbono e em calorias não lhes bastavam. A carne animal fornecia-lhes proteínas e gorduras completas, e o consumo de medula óssea contribuía certamente para o crescimento do cérebro, tal como a caça selvagem rica em ómega 3 e pobre em gorduras saturadas, e os mariscos e peixes ricos em ómega 3. A carne fornece glicose através da gluconeogénese em caso de seca e de falta de vegetação, permitindo manter uma alimentação regular independentemente do clima. O aparecimento da espécie humana pode ser o resultado da seleção de indivíduos omnívoros que adquiriram um abastecimento regular de alimentos de elevado valor nutritivo.

Com o *homo georgiens,* há 1,7 milhões de anos, o carácter cinegético dos nossos antepassados torna-se evidente e a sua atração pela caça é tal que deixam a África para se aventurarem em direção a climas mais frios, abandonando os trópicos e a sua vegetação luxuriante pela boa caça alimentada com erva verde... A sua mandíbula graciosa, como a do homo sapiens, mostra que já come vegetação menos dura, que substituiu por carne.

Com o *homo erectus*, o consumo de animais herbívoros tornou-se ainda mais importante, com uma organização social baseada na caça de animais de grande porte. A cozedura dos alimentos, em particular dos vegetais (incluindo os amidos), terá também favorecido a encefalização, libertando os nutrientes das plantas. Como resultado, mais calorias eram absorvidas mais rapidamente e os humanos passavam menos tempo a comer e a mastigar, tendo a sua dentição diminuído drasticamente a partir desta altura. *O Homo erectus* emigrou para longe de África, adaptando-se a todos os climas graças a uma dieta omnívora com uma forte tendência cameloide. Um hominídeo vegan frugívoro não teria conseguido sobreviver no Norte e não teria sentido necessidade de se afastar dos trópicos.

O Homo sapiens, ou seja, nós, os humanos modernos, não é descendente de um ramo do *&homo erectus* que migrou para norte há centenas de milhares de anos. *O Homo sapiens* surgiu em África a partir do *&homo* deixado para trás há cerca de 200.000 anos e aí permaneceu até há cerca de 60.000 anos, quando alguns deles começaram a espalhar-se pelo mundo. Os africanos actuais são aqueles que não emigraram e permaneceram adaptados ao estilo de vida dos nossos antepassados comuns. *O Homo sapiens* chegou à Europa no auge da era glaciar, há cerca de 40 000 anos. Apesar desta grande alteração ambiental, adaptou-se bem. Os caçadores-recolectores Cro-Magnon da Dordogne podiam consumir mais de um quilo de carne por dia, mas os períodos frequentes de jejum ligados a um abastecimento aleatório e a uma atividade física intensa no frio permitiam-lhes queimar e autolisar as toxinas geradas pelo metabolismo digestivo da carne. De facto, parece que não consumiam mais de 50% de carne na sua alimentação, apesar da sua vegetação pobre.

A investigação levada a cabo para esta dissertação permitiu-me responder a uma das minhas maiores questões: porque é que os nossos antepassados, que eu pensava serem vegetarianos por natureza, imigraram para a Europa em plena Idade do Gelo? De facto, se fossem vegetarianos, não se teriam deslocado para norte. Não houve qualquer pressão demográfica que os empurrasse para fora de África, apenas a atração dos rebanhos mais gordos das regiões frias poderia atraí-los para este clima rigoroso. Foi o consumo abundante de carne fresca, de que tanto gostavam, que lhes permitiu sobreviver aos invernos siberianos. (É uma escolha de que me arrependo pessoalmente, pois não gosto nem de frio nem de carne...)

Concluindo, durante o período paleolítico, ou seja, durante 99,5% da nossa história humana, fomos consumidores de caça, de peixe e de plantas fibrosas selvagens; atualmente, nos últimos 0,5% da nossa evolução, estamos a tornar-nos pessoas sedentárias cujos hábitos mudaram drasticamente e cuja saúde e vitalidade se deterioraram. As nossas necessidades nutricionais não mudaram desde o aparecimento do *Vhomo sapiens* e provavelmente muito pouco desde o primeiro *homo* há 2 milhões de anos. No entanto, esta é uma caraterística da nossa espécie. A evolução genética é muito lenta Os seres humanos e os chimpanzés separaram-se há 6 milhões de anos, e são uma espécie de "diversívoros" que se adaptam a uma grande variedade de condições. Conseguimos fazer uma rápida transição da dieta paleolítica para a muito diferente dieta neolítica. O nosso consumo de carne diminuiu drasticamente para satisfazer as necessidades de uma população muito mais numerosa, e a alimentação básica passou a ser à base de plantas, reservando os animais de alimentação dispendiosa, como nas populações tradicionais actuais, para ocasiões especiais, para os cozinheiros e para os ricos. Portanto, já estávamos a passar por grandes mudanças na dieta há 10.000 anos, mas até ao século passado sempre comemos alimentos naturais e não poluídos. A mudança alimentar do século XX é certamente a mais brutal e a mais difícil de suportar pelo organismo humano que alguma vez conhecemos.

Em suma, a história da alimentação pode ser dividida em três fases de duração muito desigual:

-A idade pré-agrícola, entre 3 milhões de anos BP e 10.000 anos BP,

-A era agrícola, entre 10 000 BP e o século XIX, e a era agroindustrial, nos últimos 150 anos.

Se fizermos uma comparação cronológica utilizando uma escala temporal de um ano :

'CAPÍTULO 3: NUTRIÇÃO HUMANA FISIOLÓGICA E NATURAL

3.1. Fisiologia da digestão e mecanismos de absorção intestinal

A. Introdução

As proteínas, os hidratos de carbono e as gorduras que ingerimos diariamente são decompostos em nutrientes no trato digestivo e absorvidos pelo intestino delgado. Os nutrientes assim absorvidos são depois distribuídos por todo o corpo através da corrente sanguínea ou do sistema linfático.

B. Informações gerais:

1. **Trabalho digestivo:** Transformação mecânica e química dos alimentos para absorção.

- Digestão: transformação dos alimentos (proteínas, lípidos, hidratos de carbono) em nutrientes (aminoácidos, ácidos gordos, colesterol, glicose).
- mecânica: fornecida pelas fibras musculares do trato digestivo.
- química: assegurada pela ação das enzimas digestivas.

"Coordenado pelo SN e hormonal.

- Absorção :

Captação dos nutrientes pelas células intestinais (enterócitos), depois a sua passagem para o meio interno (sangue e linfa).

2. Diagrama do sistema digestivo.

Cavidade bucal → esófago → estômago → intestino delgado → intestino grosso constituído pelo cólon ascendente, que passa do flanco direito para o flanco esquerdo, pelo cólon descendente, pelo sigmoide, pelo reto e, finalmente, pelo ânus. Ao longo de todo o tubo estão dispostos esfíncteres (= reforço muscular).

-Esfíncter esofágico superior

-Esfíncter esofágico inferior = cárdia

-Piloro

-Válvula ileocecal

-Esfíncter anal.

É um longo tubo muscular de diâmetro variável em três porções:

-ingestivo (boca + esófago).

-digestivo (estômago + intestino delgado + cólon).

-ejectivo (sigmoide).

Três glândulas na cavidade oral:

-sublingual.

-sob o maxilar.

-parótida.

Duas glândulas externas ao DT :

-Fígado → bílis + secreções hepáticas.

-pancreas → secreções pancreáticas.

Ambos descarregam as suas secreções no duodeno, jejuno ou íleo através do esfíncter de Oddi.

3. Parede :

Três camadas:

-serosa (camada exterior que envolve o DT), segrega um pouco de líquido para lubrificar o exterior do DT

-Camada média = muscular: responsável pelos fenómenos motores do DT.

Entre as duas camadas desta camada muscular encontram-se os conjuntos de nervos que formam o plexo de Auerbach.

-Camada interna = mucosa: contém vasos sanguíneos, linfáticos, glândulas e o plexo de Meissner.

4. Glândulas.

Membranas mucosas :

Estômago: glândulas fúndicas (no fundo do estômago) e glândulas pilóricas (na extremidade do estômago, o piloro).

f Intestino delgado: glândulas de Brünner e de Lieberkhhn.
Apêndices:

Fígado e pâncreas, cujas secreções são descarregadas no duodeno.

C. Digestão :

Da boca ao ânus, os alimentos sofrem múltiplas transformações químicas e mecânicas. Estas transformações podem ser divididas em 3 fases, consoante o local onde o alimento é transformado em nutrientes:

- A fase oral e esofágica
- A fase gástrica
- A fase intestinal

1. Fase oral e esofágica :

Secreções salivares

A visão, o olfato, a audição (o som da carne a grelhar) ou simplesmente o condicionamento desencadeiam um impulso que é integrado no córtex cerebral e gera uma resposta vagal. Esta resposta leva a um aumento das secreções salivares, gástricas e pancreáticas, bem como à contração da vesícula biliar e ao relaxamento do esfíncter de Oddi.

A chegada de alimentos à cavidade oral intensifica este fenómeno através do contacto com o epitélio. Este facto induz um aumento reflexo local das secreções salivares das glândulas salivares acessórias. O volume diário de saliva produzido desta forma pode atingir 1500 ml de secreções alcalinas (pH entre 7 e 8).

Composição e papel da saliva

Substâncias	Papel
Mucina	Lubrificação
Amilase salivar	Digestão do amido
Lipase lingual	Digestão dos lípidos

Lisozima	Antibacteriano
IgA	Antibacteriano

- **Mastigação**

- A mastigação decompõe os alimentos em pequenas partículas.
- Ajuda a formar um bolo alimentar para engolir.
- A saliva inicia a digestão dos lípidos e do amido.
- Facilita a degustação ao solubilizar as partículas.
- Limpa a boca e tem uma ação antibacteriana.
- O seu pH alcalino neutraliza o refluxo ácido para o esófago.
- Os alimentos que ingerimos estimulam as funções gástricas e duodenais.

- **Deglutição**

A fase faríngea da deglutição começa quando o bolo alimentar é voluntariamente pressionado contra o céu da boca.

Isto provoca uma onda de contracções involuntárias que bloqueiam o acesso dos alimentos às vias respiratórias superiores e inferiores e empurram o bolo alimentar para o esófago.

O bolo alimentar desce então em direção ao estômago; para isso, o esófago tem 2 tipos de movimentos peristálticos: primários e secundários.

➢ **Papel do esófago**

- impulsionar os alimentos em direção ao estômago

- **Esfíncter esofágico superior (SOS)** Protege o trato respiratório superior, impedindo a entrada de alimentos.

- **Corpo do esófago:** graças às ondas peristálticas secundárias, impede que o refluxo gástrico suba para o esófago quando o esfíncter esofágico inferior não cumpre adequadamente o seu papel de barreira anti-refluxo.

- **Esfíncter esofágico inferior (EEI)** Actua como uma barreira anti-refluxo

2. **A fase gástrica da digestão :**

➢ **Papel do estômago**

O estômago recebe o bolo alimentar, que mistura com as suas secreções e transforma em quimo. O estômago pode ser dividido em 3 partes funcionais:

- **Região cárdica** Situada à entrada do estômago, esta porção segrega muco, que ajuda os alimentos a deslizar e a entrar no estômago. Além disso, a cárdia impede o refluxo gastro-esofágico devido à sua anatomia e às suas secreções alcalinas, que reduzem o pH do refluxo gástrico.

- **O corpo e o fundo do estômago** Sob a influência do nervo vago, ficam distendidos aquando da ingestão de alimentos. É aqui que se encontra a maior parte das células que segregam pepsinogénio, iipase gástrica, fator intrínseco e HCL.

- **O antro e o piloro** Estas duas regiões actuam como um misturador, esmagando os alimentos. As contracções destas zonas misturam e trituram os alimentos antes de os deixar sair em pequenas quantidades através do piloro. Como o piloro é rico em células de superfície, reduz a acidez do quimo que liberta para o duodeno (protegendo assim a mucosa intestinal da acidez).

➢ **Secreções gástricas :**

Tipos de células	**Principais produtos**	**Funções**
Células de superfície	✓ **Muco**	✓ **Lubrificação**
Células parietais	✓ **H+**	✓ **Digestão das proteínas**
Células principais	✓ **Pepsinogénio**	✓ **Digestão das proteínas**
Células endócrinas	✓ **Gastrina** ✓ **Histamina** ✓ **Somatostatina**	✓ **Regulação da secreção ácida**

➢ **Motilidade gástrica**

Quando uma refeição é ingerida, o estômago distende-se rapidamente para acomodar todo o conteúdo da refeição. Esta distensão aumenta o potencial de membrana de base das ondas lentas (o potencial de membrana aproxima-se assim do potencial de ação), criando ondas de contracções espontâneas com uma frequência de cerca de 3/minuto.

Estas ondas peristálticas deslocam-se do corpo para o antro e provocam uma contração pilórica. Como a pressão no antro só é suficiente para vencer a resistência pilórica durante um curto período de tempo, o estômago só esvazia alguns mililitros de cada vez. O resto do conteúdo antral colide então com o piloro fechado e sobe em direção ao corpo gástrico como uma onda que bate numa rocha.

3. A fase intestinal da digestão :

- **Secreções**

A chegada do quimo gástrico ao intestino desencadeia a secreção de várias substâncias por diferentes órgãos

1) Pâncreas: secreções pancreáticas

Composição

O suco pancreático contém uma grande quantidade de iões $HCO3^-$ que, com a ajuda da bílis e das secreções intestinais, ajuda a neutralizar o pH do duodeno, tornado ácido pelo conteúdo gástrico. Contém igualmente várias enzimas que actuam sobre os diferentes componentes de uma refeição:

Proteases (Tripsinogénio, Quimotripsinogénio, Proelastase, Procarboxipeptidase A, Procarboxipeptidase,

Lipases (Lipase, Fosfolipase, Colesterolesterhidrolase),

Amilase pancreática, Nucleases (Ribonuclease, Desoxirribonuclease)

2) Vesícula biliar: secreções biliares

Composição

A bílis é uma solução aquosa que contém vários solutos, incluindo :

- Sais biliares
- Fosfolípidos
- Colesterol
- Bilirrubina
- HCO3-
- Outros electrólitos

Os sais biliares alinham-se à volta dos ácidos gordos livres e do colesterol para formar uma membrana: são as micelas.

Estas micelas transportam os lípidos para a borda em escova do intestino, onde são absorvidos.

> **Movimentos intestinais**

Para além de um movimento peristáltico que ajuda a impulsionar os alimentos através do sistema digestivo, o intestino também tem contracções segmentares, que ocorrem simultaneamente em vários pontos do intestino, dando-lhe um aspeto de corda.

4. O cólon

Uma vez que a digestão é geralmente efectuada mais acima no intestino, o cólon desempenha apenas um papel secundário neste processo. As bactérias presentes no cólon podem, no entanto, digerir as proteínas que aí se encontram por putrefação.

Embora não seja muito ativo na digestão dos nutrientes, o cólon desempenha, no entanto, uma série de funções:

- Absorção de água e iões.
- Fermentação bacteriana de nutrientes não absorvidos.
- Armazenamento de resíduos e materiais não digeríveis.
- Eliminação de resíduos e materiais não digeríveis.

Para desempenhar as suas funções da forma mais eficaz possível, o cólon reage a vários estímulos:

- **A distensão rectal** é percebida e permite a transição entre a função de armazenamento (relaxamento muscular) que o cólon desempenha e a função de excreção de resíduos (contração muscular). Esta resposta é possível graças à interação dos sistemas nervosos intrínseco e extrínseco.
- **Uma diminuição do volume circulante efetivo** leva a um aumento da reabsorção de água e iões através da aldosterona.
- **A chegada de ácidos gordos livres ao cólon** leva à libertação do péptido YY, que inibe a maioria das funções do aparelho digestivo, desde a secreção gástrica à motilidade do cólon.

D. Digestão e absorção de nutrientes

1. Proteína :

Começa no estômago graças à pepsina e continua no intestino. As proteínas digeridas provêm não só dos alimentos, mas também das enzimas presentes no lúmen intestinal e dos resíduos celulares. A digestão destas proteínas tem lugar a 3 níveis no intestino:

- **Luminosidade intestinal** graças às enzimas proteolíticas do pâncreas.

As proteínas são convertidas em oligopeptídeos e numa pequena proporção de aminoácidos.

- **Borda em escova** As peptidases na borda em escova decompõem os oligopeptídeos em dipeptídeos e tripeptídeos.

- **Citoplasma dos enterócitos** Os dipeptídeos e tripeptídeos são depois hidrolisados em aminoácidos no enterócito pela peptidase citoplasmática.

Transporte de péptidos do lúmen intestinal para o citoplasma dos enterócitos:

- ✓ Por um cotransportador Na+/aminoácido que internaliza um aminoácido ao mesmo tempo que um ião Na+
- ✓ Por uma bomba Na+/H+ que bombeia um H+ por cada Na+ que entra no enterócito. O H+ assim expulso da célula não se acumula no lúmen intestinal, pois regressa ao enterócito por electrotracção (o interior do enterócito é negativo), levando consigo dipeptídeos e tripeptídeos através de um cotransportador.

➢ Absorção

A grande maioria das proteínas é absorvida no duodeno ou no jejuno. Os aminoácidos e uma pequena quantidade de dipeptídeos e tripeptídeos deixam o enterócito no lado basolateral para entrar na corrente sanguínea através de 5 transportadores que podem ou não ser dependentes de sódio.

2. *Glicose :*

- **Lúmen intestinal** O amido é convertido em oligómeros de glicose pela amilase salivar e pancreática.

- **Fronteira da escova** Várias enzimas actuam sobre os diferentes tipos de açúcar para os decompor em glucose, frutose ou galactose :

Sucrase: decompõe a sacarose em glucose e frutose.

Glucoamilase: Converte os oligómeros de glicose em glicose.

Lactase: Converte a lactose em glucose e galactose.

➢ **Absorção**

Uma bomba Na+/K+ ATPase localizada no lado basal do enterócito transporta os hidratos de carbono para o interior da célula.

O Na+ transporta a glicose e a galactose através de vários cotransportadores. O mesmo se aplica à passagem de todos os hidratos de carbono do enterócito para a corrente sanguínea.

A absorção da glucose é rápida e completa no início do intestino delgado.

3. *Gorduras :*

A digestão dos lípidos começa na boca e continua no intestino graças à Iipase pancreática.

Este actua sobre os TGs para formar ácidos gordos livres e 2-monoacilgliceróis. Estes são depois internalizados em micelas que transportam os lípidos para a borda em escova do intestino.

O colesterol e os fosfolípidos da dieta são digeridos pela colesterol éster hidrolase e pela fosfolipase A2, respetivamente. Os seus resíduos são depois internalizados em micelas que, juntamente com os ácidos gordos e os 2-monacilgliceróis, os transportam para a borda em escova.

- **Absorção**

Quando atingem a borda em escova, as micelas esvaziam o seu conteúdo perto do lado apical do enterócito. Os lípidos entram então nas células intestinais por difusão. Uma vez no interior, o colesterol é reesterificado e os ácidos gordos ligam-se aos 2-monoacilgliceróis para formar os TG. Estes dois grupos de moléculas são incorporados nos quilomícrons, que entram na circulação linfática.

A maioria dos lípidos é absorvida no jejuno e no íleo.

4. Água :

- **Absorção**

O volume total de água no trato digestivo provém de várias fontes. Para além da ingestão oral, o intestino recebe a água contida nas diferentes secreções digestivas. Cerca de 98% dos 9 litros de água presentes no tubo digestivo são reabsorvidos pelo intestino delgado e pelo cólon, deixando apenas 200 ml de água nas fezes.

O movimento da água no intestino é determinado pela pressão osmótica do conteúdo intestinal. O organismo tenta restabelecer o equilíbrio entre a osmolalidade plasmática e a osmolalidade intestinal. O conteúdo do duodeno é hiperosmolar, provocando a entrada de água na corrente sanguínea que, combinada com a chegada das secreções digestivas, ajuda a restabelecer o equilíbrio. À medida que os nutrientes são absorvidos, a osmolalidade intestinal diminui, levando à reabsorção de água. Esta reabsorção processa-se de diferentes formas, consoante a localização e as condições do lúmen intestinal:

- **Intestino delgado :**

A absorção de nutrientes reduz a osmolalidade intestinal e a água é reabsorvida pela via paracelular.

Para isso, a glicose absorvida estimula a contração dos filamentos de actina presentes nos enterócitos. Esta contração celular aumenta as zonas paracelulares, facilitando assim a absorção de água.

- **Intestino delgado e cólon :**

A absorção de NaCl neutro no intestino delgado e no cólon também reduz a osmolalidade intestinal, levando à reabsorção de água.

- **Cólon :**

Uma bomba de $Na+$ no lado apical do enterócito permite que a água e outros electrólitos sejam absorvidos por via paracelular.

3.2. A dieta paleolítica ou "paleodieta

A. generalidade(!)

Os caçadores-recolectores parecem ter gozado de boa saúde em geral, e aqueles que conseguiram manter este estilo de vida continuam a gozar de boa saúde. Os estudos dos esqueletos neolíticos revelam uma deterioração geral da saúde. E muitas novas doenças "civilizacionais" estão a aparecer com a era industrial e a dieta moderna, que se afasta ainda mais da dieta original e natural.

Foi com base nesta observação que o conceito de "*dieta paleo*" nasceu nos anos 70 e foi popularizado nos anos 80 por dietistas e antropólogos anglo-saxónicos. O radiologista e antropólogo médico S. Boyd Eaton deu-lhe cobertura mediática em 1985, quando publicou um artigo intitulado "*Paleolithic Nutrition"* no muito sério *New England Journal of Medicine.* A sua teoria afirma que são os nossos genes que determinam as nossas necessidades nutricionais. Pensa-se que o genoma humano evoluiu apenas 0,02% nos últimos 40.000 anos, pelo que a dieta paleolítica continuaria a ser perfeitamente adequada para nós. No entanto, este ponto de partida é contestado por alguns membros da comunidade científica, como ilustra um artigo bastante crítico publicado há alguns dias no *Le Monde...*

Desde 1985, vários cientistas têm vindo a estudar esta época e a determinar as práticas alimentares dos caçadores-recolectores do Paleolítico. Um destes investigadores, Loren Cordain, professor do Departamento de Ciências da Saúde e do Exercício da Universidade do Colorado, popularizou estas teses em 2001, num livro destinado ao grande público e adaptado à cultura americana, *"The Paleo Diet",* e no blogue que o acompanha. Nele, descreve a dieta pré-histórica tal como deve ser seguida no nosso tempo, tendo-se tornado um dos líderes da dieta paleolítica. Propõe um regresso a uma dieta tão próxima quanto possível da das nossas origens, ou seja, a dos primeiros *homo sapiens*

da Europa. A versão americana da "dieta paleolítica" não insiste no consumo de alimentos maioritariamente crus, o que é criticado por alguns dos seguidores mais crudívoros, nomeadamente na Europa.
Em França, esta dieta é defendida por Thierry Soucar, jornalista científico e criador do site de informação independente *Nutrition .fr* 168, e pelo Dr. Dominique Rueff, especialista em imunonutrição69. Segundo o Dr. Rueff, o regresso à dieta paleolítica - rica em proteínas e fibras e pobre em açúcares - permite emagrecer, melhorar a saúde e prevenir um certo número de doenças crónicas graves. Esta dieta baseia-se num controlo rigoroso da quantidade e da qualidade dos hidratos de carbono ingeridos e na erradicação dos alimentos para os quais a nossa fisiologia digestiva e imunitária não está fundamentalmente preparada. Existem também livros sobre a cozinha tradicional, como o ensaio do escritor Joseph Delteil, já antigo, intitulado "Cozinha paleolítica"(7).
A dieta paleolítica, que os nossos antepassados praticaram durante milhões de anos e à qual a nossa fisiologia está adaptada, consistia em carne de caça e plantas selvagens.
A "dieta paleo" é, portanto, decididamente pré-agrícola, o que significa que **não contém sal, açúcar, aditivos ou conservantes, nem cereais ou produtos lácteos, e que se baseia em carne ou peixe magros, legumes frescos e fruta.**

B. Alimentos para as refeições paleolíticas e seus benefícios

Ovos de aves (ou ovos de galinha biológicos) Fonte de proteínas de qualidade com ácidos gordos essenciais na proporção ideal e carotenóides (luteína, zeaxantina, beta-caroteno), uma fonte importante de fosfatidilcolina, um precursor da acetilcolina (o neurotransmissor responsável pela memória).

Caça rena, gamo, corço, bisonte, touro, avestruz, cabrito A carne dos animais selvagens ou criados ao ar livre tem menos gordura do que a dos animais de criação e é mais rica em ácidos gordos ómega 3. Os ossos longos fornecem a medula óssea, rica em fosfolípidos.

Caça menor faisão, codorniz, galinhola, galinha-d'angola, lebre: contêm proteínas e aminoácidos sulfurados precursores do glutatião (o principal desintoxicante celular). A cartilagem contém sílica, glucosamina e condroitina, que ajudam a prevenir a osteoartrite.

Pequenos animais caracóis, rãs, pequenos répteis: Uma mina de aminoácidos precursores da hormona do crescimento: arginina, ornitina, glutamina.

As miudezas concentram-se em vitaminas e minerais benéficos se forem provenientes de animais criados ao ar livre e não tratados com medicamentos. O fígado é uma fonte inigualável de vitamina A e de vitamina B9, que previne as malformações fetais e reduz o risco de doenças cardiovasculares e de Alzheimer.

Mariscos, peixes gordos, enguias; fonte preciosa de ácidos gordos de cadeia longa (EPA, DHA) e de proteínas de alta qualidade, bem como de minerais essenciais: zinco, cobre, ferro, selénio, etc.

Gafanhotos, grilos, térmitas, escorpiões, escaravelhos, formigas vermelhas, grilos, lagartas, larvas de bicho-da-seda, larvas de vespa... Alto valor nutritivo: 100 gramas de belos gafanhotos fornecem tanta proteína como a mesma quantidade de carne de vaca, com apenas 6 gramas de gordura! As térmitas fornecem 35 miligramas de ferro por

100 gramas!

Gorduras Os óleos de linhaça e de colza fornecem os principais ácidos gordos - oleico, linoleico e alfa-linolénico - em proporções semelhantes às encontradas na era paleolítica (embora não existissem nessa altura).

Os cajus, as macadâmias, as castanhas do Brasil, as avelãs, as amêndoas, as castanhas fornecem não só cálcio e fibras, mas também ómega 3 e fitoesteróis(7) Frutos figos, cerejas, bananas, mangas, nêsperas, pêras, maçãs, ameixas, uvas, pêssegos... ricos em fenóis e compostos cíclicos que protegem o organismo dos radicais livres, minerais que regulam o sistema cardiovascular (cálcio e potássio) Especiarias endro, anis, anis estrelado, canela, cardamomo, curcuma, coentros, cominhos... Imbatíveis pelo seu teor em terpenos e fenóis antioxidantes.

Amoras, mirtilos, morangos, framboesas, groselhas, bagas de sabugueiro, bagas de espinheiro, bagas de roseira brava, etc. Fonte de flavonóides, ácidos orgânicos (ácido clorogénico e elágico), cumarinas com propriedades antioxidantes e desintoxicantes por indução das enzimas da fase 2, que neutralizam os compostos cancerígenos dos alimentos.

Tubérculos e legumes cebolas, alhos, alcachofras selvagens, cenouras selvagens, couves de todos os tipos O homem paleolítico escavava a terra para extrair cebolas e tubérculos - consumidos crus ou cozinhados - que fornecem compostos de enxofre, ácidos orgânicos, saponinas e carotenóides (que o organismo utiliza para a manutenção das células) e também glucosinolatos, isotiocianatos e indóis, que ajudam a proteger contra as substâncias tóxicas e a estabilizar os cromossomas.

Plantas e ervas silvestres: amaranto, artemísia, chicória selvagem, espargos selvagens, bardana, agrião, espinafres selvagens, funcho selvagem, alface-de-cordeiro, malva, urtiga, azeda, dente-de-leão, beldroegas, rúcula, salsifis dos prados, salva, tomilho, cerefólio... Contêm flavonóides (quercetina, apigenina, catequina, etc.) com propriedades antioxidantes e antiagregantes (reduzem a fragilidade e a permeabilidade capilar). Estas ervas contêm igualmente carotenóides e terpenos, cujas propriedades anticancerígenas estão a ser estudadas.

As folhas de abeto, abeto, tília, faia e ácer contêm clorofila e carotenóides. As flores de prímula, violeta, calêndula, capuchinha, curgete, borragem e acácia... contêm principalmente polifenóis antioxidantes (flavonas, glucósidos de flavonol). Podem ser adicionadas a saladas, cozinhadas como os espinafres, cristalizadas ou utilizadas como decocção.

Cogumelos silvestres ricos em carotenóides (pigmentos amarelo-alaranjados com propriedades antioxidantes).

Esta lista não é exaustiva, mas dá uma ideia da natureza rica em nutrientes dos alimentos tradicionais. No entanto, não é fácil consumir este tipo de alimentos nas cidades actuais.... fl É evidente que no Ocidente já não podemos seguir uma autêntica dieta pré-histórica porque os alimentos da época (caça e plantas não domesticadas) não estão disponíveis ou estão demasiado afastados dos gostos modernos, mas a paleodieta americana propõe-se inspirar-se neles para aproximar as características nutricionais da dieta dos caçadores-recolectores dos alimentos actuais.

C. A "paleodieta" de Loren Cordain (7)

1. Alimentos a eliminar porque são ignorados pelos caçadores-recolectores

a. Os cereais e os produtos lácteos são muito menos interessantes em termos de vitaminas, minerais e fitoquímicos do que as porções de marisco, carne magra, fruta fresca e legumes que fornecem a mesma quantidade de calorias. Quando inclui cereais e produtos lácteos na sua dieta, acaba por ter uma dieta menos densa em termos nutricionais.

b. os produtos lácteos e o leite em particular (gordo, magro ou fermentado) estimulam fortemente a secreção de insulina e promovem a resistência à insulina nas crianças, aumentando simultaneamente um fator de crescimento chamado IGF-I, que é um fator de risco para muitos cancros epiteliais (7)

c. O trigo aumenta a permeabilidade intestinal, o que promove uma inflamação de baixo ruído que estimula o desenvolvimento de doenças cardiovasculares, cancro e doenças auto-imunes. Como diz o Dr. Fasano, a introdução de cereais com glúten na dieta humana há cerca de 10.000 anos representa provavelmente um "erro evolutivo" que criou as condições para o desenvolvimento de doenças associadas à exposição ao glúten.

d. Sal Precisamos de menos de 2 g por dia e não devemos ultrapassar os 6 g. Atualmente, consumimos muito mais sal, muitas vezes sem nos apercebermos, porque é adicionado a todas as preparações industriais, mesmo as açucaradas. Quando ingerido em quantidades que excedem a nossa capacidade de o eliminar, provoca uma grande retenção de líquidos (obesidade) e pode agravar a osteoporose.

e. Os açúcares rápidos e as farinhas refinadas não são alimentos naturais; provocam obesidade, diabetes e acidificação do organismo, com consequências para as articulações e os ossos (artrite, dores de atrite, etc.).

2. Os benefícios para a saúde de uma dieta Paleo hoje(?)

Uma dieta Paleo "moderna" seria mais eficaz do que a dieta mediterrânica para melhorar os lípidos no sangue e outros parâmetros importantes para a saúde. Para o Professor Bernard Jacotot (Hospital Henri Mondor, Créteil, Val-de-Marne), a dieta paleolítica vale bem a sua reabilitação atual. *"O consumo de gorduras é baixo, o que é compatível com a prevenção das doenças coronárias e da obesidade. As frutas, os legumes e os frutos secos fornecem fibras, que contribuem igualmente para o equilíbrio lipídico. Os produtos à base de farinha são limitados, o que é bom, porque os seus hidratos de carbono complexos têm índices glicémicos demasiado elevados.* Vários estudos recentes concluíram também que melhora a saúde dos doentes diabéticos.

Pode também melhorar ou prevenir certas doenças auto-imunes. Um número crescente de cientistas concorda que o intestino permeável é um gatilho universal da autoimunidade induzida pelos alimentos.

-Muitos elementos da dieta ocidental aumentam a permeabilidade intestinal: lectinas, saponinas, gliadina, álcool, capsaicina, proteínas taumatina - likel78. A dieta paleo evita os alimentos que contribuem para estes factores de permeabilidade (trigo, cereais, leguminosas, pimentos ricos em capsaicina) e outros alimentos associados a doenças auto-imunes, como os produtos lácteos(7).

a. A abundância de fibras nesta dieta ¾ vegetal é uma das chaves para uma boa saúde.

As fibras insolúveis como a celulose (cereais integrais, legumes, etc.) asseguram um bom trânsito intestinal.

as fibras solúveis (pectina de frutos, alginatos de algas, gomas vegetais, etc.) absorvem a água no tubo digestivo para formar géis que retardam o esvaziamento gástrico, proporcionam uma saciedade precoce e diminuem a velocidade de absorção dos glúcidos e das gorduras no intestino delgado, poupando assim a secreção de insulina.

-O elevado teor de proteínas e fibras alimentares da dieta Paleo dá-lhe rapidamente uma sensação de **saciedade**, evitando os petiscos e o aumento de peso.

Um dos objectivos desta dieta é a **perda de peso a longo prazo**, a fim de melhorar a saúde. É eficaz porque a eliminação dos alimentos modernos elimina a maior parte das causas do excesso de peso. Atualmente, o único livro disponível em francês sobre este tema é *Maigrir avec le régime Paléo*, da bióloga Nancy Cattan *(T)*.

Para além da rápida perda de peso, os benefícios da "paleodieta" incluem menos fadiga, mais energia, menos problemas digestivos e alergias (lactose, glúten, etc.) e uma boa prevenção das doenças ligadas ao sedentarismo (doenças cardiovasculares, hipertensão, obesidade, etc.)180. Os adeptos americanos entrevistados pelo *Washington Post* 181 e pelo *New York Times82* estão muito convencidos e envolvidos neste novo estilo de vida e de alimentação, sem o qual dizem já não poder viver.

3. Os inconvenientes desta dieta

Requer muita disciplina e auto-controlo, uma vez que as restrições alimentares são importantes. Eliminar 10.000 anos de hábitos alimentares em que os cereais ocupam um lugar de destaque não é tarefa fácil. O obstáculo é sobretudo psicológico. O grande número de alimentos proibidos pode levar a um período de excesso difícil de controlar. A monotonia da dieta é incómoda para a nossa época, habituada à diversidade e à doçaria, e pode provocar fadiga a longo prazo. *"Os paleo-comedores dão-se por vezes ao luxo de fazer alguns excessos, muitas vezes de chocolate, para poderem lidar melhor psicologicamente com esta dieta"* (7).

-Para o nutricionista que descreve esta dieta no sítio Passeportsanté. *"Esta dieta está muito longe dos nossos hábitos alimentares e o prazer de comer pode perder-se completamente"* (7).

-Além disso, se seguirmos esta dieta sem ter o cuidado de comer uma grande variedade de alimentos, como faziam os nossos antepassados, é de temer deficiências nutricionais. Alguns adeptos comem muita carne (que é mais fácil de encontrar do que plantas selvagens), adoptando um estilo de vida pseudo pré-histórico com exercícios inspirados nessa época (7).

Esta "paleodieta" é muito dispendiosa para os citadinos americanos ávidos de natureza que a praticam regularmente (despesa alimentar estimada em cerca de 70 dólares por dia!) e os alimentos são difíceis de encontrar nos canais comerciais habituais. As carnes selvagens ou com baixo teor de gordura são demasiado raras para serem consumidas apenas por um pequeno número de pessoas abastadas e altamente motivadas.

Os praticantes da paleo-dieta utilizam, portanto, na maioria das vezes, alimentos derivados da agricultura e da pecuária - por outras palavras, das culturas neolíticas - porque já não é possível viver da caça e da recolha nos nossos países ocidentais. E comer muita carne gorda de criação não é, de todo, conducente a uma boa saúde, como explicaremos mais tarde.

-As plantas frescas não estão disponíveis durante todo o ano no nosso clima, a não ser que tenham de viajar muito, o que não é de todo paleolítico! E o número de espécies vegetais à venda é atualmente demasiado reduzido em relação à diversidade de que necessitamos para cobrir as nossas necessidades nutricionais.

-O verdadeiro comportamento paleolítico, que consiste em comer o que a natureza fornece de acordo com as estações do ano, é impossível de reproduzir nas nossas latitudes actuais, uma vez que não estamos habituados a longos períodos de privação. A prática efectiva desta dieta continua bastante limitada a alguns originais ricos que contrariam a tendência vegetariana.

CAPÍTULO 4: GEOGRAFIA ALIMENTAR

4.1. Geral

A geografia alimentar é um ramo da geografia humana que ainda está a dar os primeiros passos. Existem, sem dúvida, muitas monografias sobre os produtos, e a geografia agrária, com as duas obras-primas de D. Faucher e Pierre Gourou e as numerosas monografias regionais, atingiu, sem dúvida, uma fase de maturidade, mas estes dois aspectos da geografia da alimentação são apenas dois aspectos da produção: o modo de produção e a própria produção. O consumo dos produtos, outro elemento fundamental da geografia da alimentação, só foi parcialmente analisado nos últimos anos (11).

A. Definição de dieta.

Uma dieta pode ser definida tanto quantitativa como qualitativamente, mas para compreender melhor as nuances envolvidas, vale a pena recordar alguns pormenores sobre os três elementos básicos da nossa dieta: hidratos de carbono, proteínas e lípidos.

Os alimentos que ingerimos contêm três tipos de substâncias energéticas: os hidratos de carbono, constituídos por carbono, hidrogénio e oxigénio, como o açúcar, o mel, a fruta, as farinhas de cereais, os tubérculos, as raízes, etc; os lípidos ou gorduras (manteiga fresca, margarina, banha de porco, óleos vegetais), que têm a mesma composição mas são mais energéticos, contendo 85-99% de lípidos; as proteínas, que têm uma composição química mais complexa (carbono, hidrogénio, oxigénio, azoto), pois contêm o azoto que falta aos hidratos de carbono e aos lípidos. . Estas proteínas não existem em estado puro, mas provêm quer de produtos de origem animal (carne, ovos, leite, peixe) quer de produtos vegetais (cereais e leguminosas). Para além dos alimentos que fornecem um elemento (hidratos de carbono, lípidos ou proteínas), existe toda uma gama de produtos que podem fornecer dois ou mesmo três. O chocolate fornece tanto hidratos de carbono como gorduras; as leguminosas fornecem tanto hidratos de carbono como proteínas; a carne e o leite são alimentos completos, em particular o leite, que tem uma proporção notavelmente equilibrada de hidratos de carbono, gorduras e proteínas.

É necessário fazer mais algumas observações sobre estes três elementos básicos antes de passarmos à definição efectiva de uma dieta. Em média, um grama de hidratos de carbono fornece 4,2 calorias, um grama de lípidos 9,8 e um grama de proteínas 4,8, mas só as proteínas contêm azoto. Estas observações mostram que os lípidos são muito superiores aos hidratos de carbono e às proteínas em termos de calorias, e que as proteínas são superiores às outras duas em termos de matéria azotada. As proporções respectivas de hidratos de carbono, lípidos e proteínas num regime alimentar podem, portanto, ser utilizadas como critério de classificação.

1. Definição quantitativa.

Uma dieta é definida quantitativamente pelo número total de calorias e pela percentagem de calorias provenientes dos três elementos básicos: hidratos de carbono, gorduras e proteínas.

Nos Estados Unidos, a dieta média é de 3250 calorias, das quais 55,4% provêm de hidratos de carbono, 19,9% de gorduras e 24,6% de proteínas; na Coreia, a dieta média é de 1900 calorias, das quais 90,4%

provêm de hidratos de carbono, 3,7% de gorduras e 5,8% de proteínas.

Estes dois exemplos "extremos" dão lugar a duas observações quantitativas. O número total de calorias de uma dieta média varia entre 1800 e 3300 calorias, consoante o país; a proporção de hidratos de carbono varia entre 90% e 50%, diminuindo à medida que a dieta média aumenta.

Mas esta definição quantitativa é incompleta. Não tem em conta a extrema variedade na qualidade dos alimentos dentro dos três grupos principais de hidratos de carbono, gorduras e proteínas, a proporção de vitaminas, as calorias iniciais e as calorias finais - todos os conceitos qualitativos que são essenciais para uma definição completa de uma dieta e uma tentativa de classificação de acordo com critérios racionais.

1. Definição qualitativa.

A definição quantitativa de uma dieta deve ser apoiada por outros dados qualitativos: a variedade de alimentos dentro de cada grupo, as calorias iniciais e finais, as vitaminas e os minerais.

Variedade da qualidade dos alimentos dentro de cada grupo 2.

Dentro de cada grupo - hidratos de carbono, gorduras e proteínas - podem existir diferenças consideráveis entre os alimentos que ingerimos.

Os "hidratos de carbono" podem ser divididos em hidratos de carbono ricos, fornecidos pelos açúcares, e hidratos de carbono pobres, fornecidos pelos cereais, raízes e tubérculos.

Na Dinamarca, os hidratos de carbono açucarados representam 66% de todos os hidratos de carbono consumidos. São 62% na Suécia e 52% no Reino Unido, enquanto são menos de 5% na maior parte da África e da Ásia (exceto nas zonas onde se cultiva a cana-de-açúcar); 1% em Madagáscar, 4% no Quénia, no Sião e na Indochina, e 1-2% na China.

Os cálculos baseados em médias mostraram que a proporção de açúcares no consumo total de hidratos de carbono aumenta progressivamente à medida que se passa de uma dieta de 1800 calorias para uma dieta de 3000 calorias. De 7% no primeiro caso, passa para 30% no segundo.

Os lípidos oferecem uma variedade idêntica. Tal como existem hidratos de carbono pobres e hidratos de carbono ricos, também se justifica uma distinção entre lípidos livres e lípidos ligados. Podemos encontrar os lípidos quer no grupo dos lípidos puros (manteiga, banha, óleos vegetais), caso em que são normalmente designados por lípidos livres, quer num grupo de alimentos mais complexos que fornecem simultaneamente hidratos de carbono e proteínas, caso em que são designados por lípidos ligados. Um maior consumo de lípidos livres indica um nível de vida mais elevado e uma dieta mais avançada.

Nos Estados Unidos, onde a dieta média ultrapassa as 3200 calorias, o consumo de lípidos é de 140 g por pessoa e por dia, e 49,6% provêm de lípidos livres. No Japão, onde a dieta média para o período 1936-1938 era de 2200 calorias, o consumo de lípidos era de apenas 24,5 g por pessoa e por dia, e os lípidos livres representavam apenas 19%.

Os cálculos médios revelaram as seguintes observações: à medida que a alimentação se torna mais rica, o consumo de lípidos aumenta: os lípidos totais aumentam 21%, os lípidos livres 29% e os lípidos ligados 18%, sempre que a alimentação aumenta cerca de cem calorias por dia. A percentagem de lípidos livres passa de uma média de 30% para uma dieta hipocalórica (2000 calorias por dia) para 39% para uma dieta hipercalórica (3000 calorias).

As proteínas também variam em termos de qualidade. As proteínas animais (carne, ovos, leite, peixe) são muito superiores às proteínas vegetais. Quanto mais avançada for a dieta, maior será a ingestão de proteínas, mas menor será a proporção de proteínas vegetais. Por exemplo, na Suécia (período 1934-1938), para uma dieta média de 3.050 calorias, o consumo de proteínas por pessoa e por dia era de 88g, dos quais 62% eram de origem animal. Em contrapartida, na China, onde a dieta média era de 2 200 calorias, o consumo de proteínas provenientes de leguminosas era de 68 g, dos quais apenas 7% eram de origem animal.

Assim, existem hidratos de carbono ricos e hidratos de carbono pobres, proteínas nobres e proteínas vulgares, lípidos puros ou livres e lípidos ligados. É evidente que uma alimentação evoluída se caracteriza não só por um aumento do número de calorias, mas também por uma diminuição da percentagem de hidratos de carbono pobres e de proteínas de origem vegetal e por um aumento dos lípidos livres e das proteínas de origem animal.

Esta extrema variedade no seio dos três grandes grupos permite-nos estabelecer certos critérios de diferenciação das dietas. Mas é necessário completá-los com dois outros conceitos, nomeadamente a relação entre as calorias iniciais e as calorias finais (12).

2. Calorias iniciais e finais.

Quando os cereais são consumidos diretamente pelo homem, o número de calorias absorvidas, ou calorias finais, é igual ao número de calorias iniciais. Por outro lado, quando os cereais, as raízes e os tubérculos são consumidos pelos animais, são necessárias cerca de sete calorias para restituir um deles sob a forma de carne ou de leite. Neste caso, o número de calorias finais é sete vezes menor do que o número de calorias iniciais.

Assim, comer produtos animais (consumo indireto) requer muito mais calorias do que comer produtos vegetais (consumo direto). Mas, por uma reviravolta do destino, estas calorias são mais valiosas: as calorias iniciais eram essencialmente constituídas por hidratos de carbono pobres, enquanto as calorias finais são ricas em proteínas e lípidos.

Em última análise, a relação entre as calorias iniciais e as calorias finais pode variar de 3 para 1, consoante o nível da dieta.

3. Vitaminas e minerais.

Uma dieta não estaria completamente definida se não fosse caracterizada pela presença ou deficiência de vitaminas ou sais minerais. Recordemos muito rapidamente que as vitaminas podem ser classificadas em duas categorias, algumas hidrossolúveis, presentes na fração aquosa das plantas, e outras iipossolúveis, presentes em certos constituintes das gorduras.

Entre as primeiras, as vitaminas do complexo B e C parecem

fundamentais. A vitamina Bl é anti-neurótica; a sua carência conduz a perturbações nervosas e desempenha um papel fundamental no desenvolvimento da temida doença do beribéri; o arroz é praticamente desprovido desta vitamina. A vitamina B2 de crescimento encontra-se na maioria dos produtos vegetais e animais. Por outro lado, a vitamina PP, que falta num alimento muito comum como o milho, desempenha um papel considerável, uma vez que a sua carência conduz à pelagra. A vitamina G, que é essencialmente antiescorbútica, encontra-se habitualmente nos legumes frescos, nomeadamente nas laranjas e nos limões.

Entre as vitaminas ipossolúveis, a vitamina A parece ser essencial, uma vez que a sua carência provoca problemas visuais, lesões nas mucosas e uma diminuição do tónus muscular. Provém da oxidação do caroteno e encontra-se nos óleos de peixe e de fígado, na manteiga, em certos óleos vegetais, em certos frutos amarelos e nas cenouras. A vitamina D desempenha um papel antirraquítico, enquanto a vitamina E pode ser considerada a vitamina da reprodução.

Por último, os minerais essenciais para uma boa alimentação são o cálcio, o fósforo, o ferro e o iodo, cuja carência pode provocar perturbações nervosas.

Uma dieta é definida pelo número total de calorias, pelas proporções respectivas de hidratos de carbono, gorduras e proteínas na produção de calorias, pela variedade e composição dos alimentos dentro de cada grupo, pelo número de calorias iniciais e calorias finais e por quaisquer deficiências de vitaminas ou minerais.

São, portanto, necessários cinco dados para definir um regime alimentar: é fácil compreender a dificuldade e a complexidade da classificação. A análise cuidadosa destes cinco dados leva-nos a propor uma primeira distinção entre dietas simples e complexas.

4.2. Dietas simples.

Trata-se de dietas que incluem um pequeno número de produtos e que se caracterizam por um ou dois alimentos básicos predominantes. Caracterizam geralmente os países onde o comércio externo envolve apenas um número muito reduzido e uma pequena quantidade de produtos agrícolas. São o destino de povos com uma economia agrícola ou pastoril, enquanto que as dietas complexas estão associadas a uma economia mais industrial. Mas afectam países muito diferentes, uns sobrepovoados como os da Ásia das Monções, outros pouco povoados como os da América do Sul. Estas regiões podem ser muito pobres em calorias, como na Ásia, ou muito ricas (Argentina, Uruguai). É por isso que é essencial distinguir entre dietas primitivas e dietas simples e mais ricas.

A) Regimes primitivos.

Uma dieta primitiva. Caracteriza-se por uma contagem de calorias inferior a 2500, o que pode ser considerado um máximo, com uma média entre 1900 e 2300 calorias. Caracteriza-se também por um consumo de proteínas animais inferior a 15 g por pessoa por dia e um consumo de gorduras inferior a 50 g por pessoa por dia. Mas a caraterística dominante desta dieta é a predominância de hidratos de carbono, mais de 80%, e a proporção muito baixa (menos de 15%) de hidratos de carbono caros derivados do açúcar em relação ao total de hidratos de carbono. Dois outros critérios ajudam a definir ainda melhor esta dieta: a perda entre as calorias iniciais e as calorias finais é sempre inferior a 50% e, por último, esta dieta pobre em hidratos de carbono, com predominância do arroz e do milho, pode ser deficiente em vitaminas B1, PP, A e D e em sais minerais.

Extensão geográfica.

Esta dieta primitiva afecta mais de metade da humanidade e estende-se por vastas regiões da Ásia, África e América do Sul. Na Ásia, a China (2.130 calorias), o Japão e a Índia (2.021), a Indochina (2.127), Java (2.040), as Filipinas, a Malásia, o Sião, a Birmânia e o Ceilão cumprem estes critérios. Na América do Sul, o Peru, a Bolívia e a Colômbia também se enquadram nesta categoria de alimentos, e alguns sectores do Brasil e do Chile também devem ser incluídos. Em África, os estudos mostram que o Egipto, Madagáscar e o Quénia têm uma dieta primitiva média.

B. Dietas simples mais ricas.

São dietas em que o número total de calorias, atingindo ou ultrapassando as 2500, é superior ao das dietas primitivas, mas que permanecem simples porque são constituídas por um pequeno número de alimentos. A principal diferença em relação às dietas primitivas é a menor proporção de hidratos de carbono pobres, sempre inferior a 80%, e a existência de um ou mais alimentos ricos (hidratos de carbono ricos, lípidos ou proteínas) em quantidades apreciáveis. Estas dietas simples podem ser agrupadas em grandes famílias.

Em primeiro lugar, existem dietas com uma elevada proporção de hidratos de carbono ricos, ou seja, açúcar. Estas encontram-se geralmente nas grandes zonas de produção de cana-de-açúcar das Antilhas, em certas regiões da Índia (planície do Ganges) e no Brasil. A proporção de açúcar ultrapassa sempre os 20% do total de hidratos de carbono, ao passo que, nas dietas primitivas, nunca atingiu os 15%.

Um segundo tipo é representado pela elevada proporção de lípidos, particularmente lípidos livres, ou seja, derivados diretamente das gorduras. Nestas dietas, a proporção de lípidos é geralmente superior à das proteínas, e a proporção de lípidos livres ultrapassa 45% dos lípidos totais. Esta dieta é essencialmente a dos países mediterrânicos, uma dieta simples baseada em cereais e azeite. A Espanha e a Grécia são talvez as duas penínsulas mediterrânicas que oferecem o melhor exemplo. Em Espanha, onde a dieta média é de 2788 calorias (74% de hidratos de carbono, 13,4% de gorduras e 12,5% de proteínas), a proporção de gorduras livres é de 48%. Na Grécia, onde a dieta média é de 2 523 calorias, os hidratos de carbono representam 71,1%, os lípidos 17,8% e as proteínas 11%; a proporção de lípidos livres é de 61%, a mais elevada do mundo. Para além da Espanha e da Grécia, que são muito representativas desta dieta, Portugal, Itália, Argélia, Tunísia e Palestina também fazem parte do mesmo grupo. Todos estes países têm um sistema agrícola predominantemente cerealífero, com muitos deles a praticarem o pousio bienal ou a agricultura de sequeiro (grandes propriedades pertencentes a latifúndios ou a explorações agrícolas do Norte de África). A pecuária desempenha, portanto, um papel secundário, enquanto os olivais fazem parte da paisagem rural desde a Antiguidade.

Num terceiro tipo, o elemento rico é representado pelas proteínas. Esta dieta simples, baseada em cereais e carne, é típica de todos os principais países produtores de gado: sul do Brasil (estado do Rio Grande), Uruguai, Paraguai e Argentina). O número de calorias é muito mais elevado, quase sempre superior a 2.800; a proporção de proteínas ultrapassa os 30% e a de proteínas animais atinge ou ultrapassa os 60%. Naturalmente, o número de calorias iniciais é muito elevado em comparação com o número de calorias finais, e o desperdício ultrapassa os 65%. Dois exemplos, o da Argentina e o do Uruguai, são particularmente reveladores. Na Argentina, onde a dieta média é de 3200 calorias, a proporção de hidratos de carbono é de apenas 59%, enquanto a proporção de proteínas é de 33,5% (das quais 58% são proteínas animais). O exemplo do Uruguai é talvez ainda mais significativo: o número total de calorias é de 2.900, a proporção de hidratos de carbono é de 56,9%, a proporção de proteínas é de 39,1%, das quais 62% são proteínas animais (a proporção mais elevada do mundo depois da Austrália, equivalente à da Suécia e da Islândia).

Esta dieta explica-se facilmente. O Uruguai, a Argentina e o sul do Brasil são países de grande criação de gado, e o sistema de exploração, frequentemente muito simples, consiste numa alternância mais ou menos prolongada de culturas de luzerna e de cereais. Uma dieta à base de trigo e carne parece ser a consequência lógica deste tipo de economia agrícola.

Finalmente, um quarto tipo de alimentação simples mas rica é a dos esquimós ou lapões, que vivem da pesca, da caça ou da criação de renas, e que se caracteriza por uma proporção muito elevada de lípidos e proteínas e uma proporção reduzida de hidratos de carbono.

Todas estas dietas simples, primitivas ou mais ricas, encontram-se em países com uma civilização muito antiga (Ásia das monções ou bacia mediterrânica) ou nos novos países da América do Sul temperada. Por outro lado, na maior parte dos países da civilização ocidental, as dietas são muito mais complexas.

4.3. Dietas complexas.

As dietas complexas são caracterizadas por uma variedade muito maior de alimentos, pela riqueza destes alimentos e pelo seu custo mais elevado. Embora existam, como nas dietas anteriormente estudadas, alguns alimentos de base, a proporção de hidratos de carbono, gorduras e proteínas é obtida através de uma interação muito mais complexa que envolve cereais, gorduras livres, proteínas animais, legumes, fruta, ovos, peixe, produtos lácteos, açúcar, cacau, etc., etc., etc... Estes regimes alimentares complexos têm características geográficas comuns que não excluem a variedade.

A. Características geográficas comuns.

Estas dietas são as da raça branca e, mais especificamente, dos países da civilização ocidental. A América do Norte (Estados Unidos e Canadá), a Oceânia (Austrália e Nova Zelândia), a Europa Ocidental (França, Reino Unido, Bélgica, Países Baixos, República Federal da Alemanha, Suíça e Áustria) e os países escandinavos (Noruega, Suécia, Dinamarca, Islândia e Finlândia) têm, sem dúvida, dietas médias que satisfazem estes critérios. Os países da Europa Central e Oriental (Polónia, Hungria, Roménia, Bulgária, U.S.S.R.) podem ser considerados, devido ao seu carácter altamente cerealífero, como uma região de transição entre países com dietas simples e complexas.

De facto, estas dietas complexas definem-se pelo elevado número de calorias (2800 a 3200), pela proporção muito mais baixa de hidratos de carbono (inferior a 70% e tão baixa como 50,7% na Nova Zelândia) e pela elevada percentagem de hidratos de carbono ricos, ou seja, de açúcar em relação ao total de hidratos de carbono, que é sempre superior a 30% e pode mesmo atingir 66%, como na Dinamarca. A proporção de proteínas animais é sempre superior a 35% do total de proteínas, chegando mesmo a atingir 60% nos países escandinavos. As calorias finais em comparação com as calorias iniciais representam sempre uma perda de mais de 50% e, nalguns casos, até 75%. Finalmente, os alimentos que não são habitualmente considerados básicos - fruta, citrinos, uma grande variedade de vegetais verdes - desempenham um papel muito mais importante do que nas dietas anteriores.

Estes regimes alimentares complexos correspondem a regiões do mundo onde o sistema agrícola combina a criação de gado com a rotação de culturas. Fazem também parte de uma economia comercial, que implica a importação de uma gama variada de produtos alimentares e a exportação de cereais para países sobrepovoados, ou de produtos industriais para países subequipados. Em última análise, estes regimes alimentares complexos correspondem à grande zona industrializada do mundo, que engloba a América do Norte e a Europa, e que é também a grande zona que desenvolveu a revolução agrícola e pecuária durante o século XX.

Por último, estas dietas complexas afectam países que, em maior ou menor grau, praticaram o malthusianismo: crescimento natural bastante baixo, taxas de natalidade muito moderadas. Por outro lado, trata-se de países com densidades rurais médias ou baixas; as densidades humanas elevadas situam-se, com a possível exceção dos Países Baixos, nos sectores industrial e urbano.

No entanto, a uniformidade está longe de ser a regra e podemos distinguir três variantes: dietas com uma elevada percentagem de cereais, uma elevada percentagem de produtos lácteos e uma elevada percentagem de carne.

B. O tipo de cereal.

Alguns países com regimes alimentares complexos, variados e ricos continuam a ser grandes consumidores de cereais, com um consumo anual per capita superior a 100 kg. Para além dos países da Europa Central e Oriental, que são grandes consumidores de cereais e que dificilmente merecem ser classificados como regiões com regimes alimentares complexos, a França, a Irlanda e, em menor grau, a Alemanha e a Suíça fazem parte deste grupo. Por outro lado, a França é uma nação de camponeses, onde mesmo os habitantes das cidades têm origens camponesas e, por conseguinte, hábitos alimentares herdados de gerações de camponeses para os quais o pão ocupava um lugar importante na alimentação quotidiana.

C. Dietas com uma elevada percentagem de lãs.

Estes regimes alimentares afectam principalmente os países escandinavos (Noruega, Suécia e Dinamarca), a Nova Zelândia, o

Reino Unido, os Estados Unidos, os Países Baixos e a Suíça. O consumo de leite per capita por ano é superior a 240 kg em todos os países, mas apenas 160 kg em França. O máximo é registado na Noruega (340 kg por ano), enquanto o consumo é ainda ? de 240 kg nos EUA e superior a 300 kg na Suíça, Suécia, Dinamarca e Nova Zelândia.

Estas dietas, nas quais os produtos lácteos ocupam um lugar de destaque, correspondem, na sua maioria, a grandes países de criação de gado, mas onde a criação está mais orientada para a produção de leite, manteiga e queijo do que de carne, ao contrário dos países da América do Sul, que produzem mais carne do que leite. Além disso, esta orientação da pecuária corresponde ao gosto dos povos ocidentais e nórdicos por manteiga e queijo frescos e a um tipo de pecuária intensiva.

D. Dietas à base de carne.

A Austrália, em particular, com um consumo de 108 kg per capita por ano, pode ser classificada nesta categoria; apenas o Uruguai tem um consumo mais elevado. De facto, esta dieta é semelhante à dos países sul-americanos com pecuária extensiva e culturas cerealíferas também extensivas; no entanto, um nível de vida médio mais elevado e hábitos alimentares anglo-saxónicos introduzem alimentos mais variados.

Acabámos de tentar classificar as dietas. Não escondemos de forma alguma as imperfeições desta classificação que, como todas as tentativas deste género, é demasiado sistemática. Pelo menos, permite-nos evidenciar as relações que existem entre os regimes alimentares e certos factores geográficos determinantes.

4.4. Os regimes alimentares e os fenómenos geográficos que os determinam.

Na tentativa de explicar os diferentes tipos de dieta, destacámos o papel dos sistemas agrícolas ou de cultivo, a influência das estruturas sociais ou os fenómenos demográficos, consoante o caso. Chegou o momento de reunir estas observações para identificar as relações fundamentais entre os regimes alimentares e os fenómenos geográficos. Este ensaio destaca o papel preponderante do clima, que controla em parte os sistemas agrícolas e os métodos de cultivo. Os factores sociais, políticos e económicos desempenham também um papel determinante. Por último, esta análise estaria incompleta se não destacasse a interdependência entre os regimes alimentares e os regimes demográficos.

A. O papel preponderante do clima.

O clima tem uma influência fundamental no metabolismo de base e na qualidade da alimentação adaptada ao organismo, consoante este viva num clima polar ou tropical. Os numerosos estudos, muitas vezes contraditórios, efectuados sobre o metabolismo de base permitem tirar as seguintes conclusões

Os climas frios estimulam as pessoas a fazer exercício para combater o frio. Como resultado, o metabolismo básico aumenta, o apetite é estimulado e o consumo de gorduras torna-se uma necessidade. As gorduras são utilizadas mais rapidamente do que outros alimentos para formar ou renovar a almofada de gordura, essencial para a proteção contra o frio. Além disso, os climas frios abrem o apetite e as gorduras que revestem a mucosa gástrica dão uma sensação de suficiência que uma ração abundante e rica em outros alimentos digeridos demasiado depressa não manteria durante muito tempo. Estes resultados ajudam a justificar a dieta à base de carne e de gordura dos esquimós e dos lapões.

Contrariamente ao que se pensa há muito tempo, os climas quentes produzem uma taxa metabólica basal mais elevada do que os climas temperados: o esforço físico exige um maior dispêndio de energia e os tempos de recuperação são muito mais longos. Por outro lado, os climas quentes são responsáveis por uma falta de apetite e por uma digestão difícil* das gorduras demasiado concentradas (óleos, castanhas do Brasil na Amazónia, onde a concentração de gordura atinge 68%). A dificuldade do esforço exige uma alimentação muito rica, incluindo lípidos e proteínas, mas não demasiado concentrada e enriquecida com certas especiarias necessárias para estimular o apetite. Estas observações provam que a dieta média praticada na maioria dos países tropicais é mal adaptada.

Os climas temperados parecem ser os mais favoráveis para a alimentação humana. O metabolismo de base é aqui mais baixo do que nos países frios ou quentes e, como o clima permite as mais variadas culturas, esta zona climática corresponde à das dietas ricas e complexas.

Este exemplo prova que o clima tem um efeito decisivo, não só porque influencia o metabolismo básico, mas sobretudo porque controla diretamente os sistemas agrícolas.

4.5. O papel fundamental dos sistemas e métodos de exploração agrícola.

Os sistemas e métodos agrícolas desempenham um papel decisivo na determinação dos regimes alimentares.

A. Sistemas agrícolas.

A agricultura de queimada com longos pousios florestais, praticada em algumas partes da Indochina, África e América, é um sistema agrícola primitivo. Em geral, são deixados no solo vários tipos de sementes ou tubérculos. Assim, produz-se uma cultura principal, que fornece hidratos de carbono, e culturas secundárias (amendoim, feijão, inhame, etc.). Após dois ou três anos de cultivo, no máximo cinco, o campo é abandonado e devolvido à floresta ou à savana.

Qual é o impacto deste sistema de agricultura nos regimes alimentares? Não combina de todo a criação de gado com o cultivo; por outro lado, é praticado em zonas de África, da América e da Ásia onde o comércio de gado é limitado.

Por último, devido aos longos períodos de pousio da floresta e aos métodos de cultivo primitivos, é necessária uma grande superfície por habitante e as densidades são frequentemente superiores às óptimas. Em suma, este sistema agrícola produz uma dieta primitiva.

O sistema de pousio mais avançado encontra-se em grandes propriedades em Espanha, Portugal e no Norte de África, e em certas grandes explorações agrícolas do Centro-Oeste, nas pradarias canadianas e na Austrália, que são as mais afectadas pela seca. Em geral, as culturas cerealíferas alternam com o pousio.

Este sistema cerealífero deixa pouco espaço para o gado quando o pousio não é lavrado, e nenhum quando o pousio é lavrado. Por outro lado, afecta atualmente os países mais modernos e mecanizados (América do Norte, Austrália), bem como os países com uma civilização antiga onde o pousio é um vestígio do passado (os latifúndios das penínsulas mediterrânicas). No primeiro caso, não tem qualquer impacto na alimentação; no segundo, exige uma mão de obra abundante e impõe uma alimentação simples à base de hidratos de carbono e azeite (como complemento).

O sistema de cultivo contínuo baseado no trabalho humano é um sistema agrícola em que a terra não descansa, mas é melhorada pelo trabalho humano. É praticado atualmente na China, no Japão, na Indochina e na Índia; a cultura contínua é o arroz, que pode alternar, na mesma estação de crescimento, com uma cultura de sequeiro. Este sistema está associado a uma densidade populacional muito elevada, o que resulta em parcelas extremamente fragmentadas. A criação de gado está excluída. O resultado é uma dieta primitiva baseada em hidratos de carbono pobres.

O sistema de cultura contínua com rotação de culturas é o único que combina a pecuária com a agricultura, e a rotação de culturas com prados artificiais pode variar ad infinitum. Trata-se, portanto, de um sistema ligado a regimes alimentares ricos ou complexos. É este o sistema que se encontra na maior parte da zona temperada da Europa e da América do Norte.

Os sistemas agrícolas têm, portanto, um impacto direto na dieta. O mesmo se aplica aos métodos de cultivo.

B. Métodos de funcionamento.

A agricultura de tipo colonial é representada pelas plantações de cana-de-açúcar nas Antilhas e no Nordeste do Brasil, pelas plantações de café no Estado de S. Paulo, e pelas plantações de amendoim, cacau e borracha em África, na América e na Malásia. Estas explorações caracterizam-se por culturas de exportação e pela utilização de mão de obra barata. Muitas vezes, levam a um rápido esgotamento dos solos e correm o risco de arruinar a agricultura de subsistência regional durante muitos anos. Embora este tipo de agricultura contribua para gerar divisas nalguns países, conduz geralmente a carências alimentares imediatas entre os trabalhadores agrícolas, que constituem a maioria da população.

As grandes explorações agrícolas mecanizadas da América do Norte empregam relativamente poucas pessoas. Este tipo de agricultura não tem impacto direto nos regimes alimentares. Contribui indiretamente para melhorar os regimes alimentares através do papel que as grandes explorações mecanizadas desempenham na agricultura nacional.

As pequenas explorações agrícolas estão mais difundidas na Europa e sobretudo na Ásia das Monções. Podem ser propriedade do camponês que as trabalha (quase sempre na Europa), de comerciantes que investiram os lucros do seu comércio na compra de terras ou que simplesmente se apropriaram das terras dos seus devedores (exemplos comuns no Japão, na China e, em geral, no Sudeste Asiático).

Estas pequenas explorações cultivam principalmente géneros alimentícios. Muitas vezes, são demasiado pequenas para poderem efetuar uma rotação racional das culturas, e a criação de gado é necessariamente uma atividade secundária. O resultado é uma alimentação bastante pobre para o próprio pequeno agricultor, que não dispõe de dinheiro. De um ponto de vista nacional, a pequena agricultura nem sempre é benéfica para a produção agrícola e os rendimentos são frequentemente muito baixos. Indiretamente, não contribui para elevar o nível da dieta alimentar.

As explorações rurais de média dimensão são particularmente favoráveis. Geridas corretamente, podem permitir uma rotação racional das culturas, o desenvolvimento de uma cultura de rendimento para além das culturas alimentares, a combinação da pecuária e da agricultura e rendimentos muito satisfatórios devido ao carácter intensivo e meticuloso do cultivo. Está adaptado a densidades rurais médias. Essencialmente europeia, está ligada a uma alimentação rica e complexa.

Em suma, a agricultura itinerante de corte e queima, o cultivo contínuo baseado no trabalho humano em explorações agrícolas muito pequenas, o cultivo e a agricultura de estilo colonial e os latifúndios com períodos de pousio não são conducentes a uma dieta média elevada. Por outro lado, o sistema de rotação de culturas, que combina a pecuária e a agricultura em explorações mecanizadas de média ou grande dimensão, aumenta a dieta média. Os sistemas e métodos agrícolas reflectem as estruturas sociais, económicas e políticas.

4.6. Estruturas sociais, económicas e políticas.

Na medida em que a produção agrícola nacional ou regional é insuficiente para assegurar um regime alimentar adequado, a melhoria desse regime está ligada à economia geral, às possibilidades de exportação ou importação, aos transportes, à ajuda internacional e aos acordos económicos.

Por outro lado, os factores sociais parecem mais fáceis de determinar. A existência de duas classes sociais muito distintas, uma rica e outra pobre, não é propícia a uma dieta média elevada. O exemplo da Ásia das Monções e de muitos países da América do Sul é bastante sugestivo. Por outro lado, a existência de uma classe média desenvolvida é propícia a uma dieta média rica e equilibrada. É o caso da maior parte da Europa e da América do Norte. É evidente que o mapa das dietas primitivas coincide com o de uma estrutura social com duas classes muito distintas e a inexistência de uma classe média (na Índia, a classe média representa apenas 2,5% da população). Por outro lado, o mapa das dietas ricas corresponde à expansão geográfica de uma grande classe média, resultado da revolução agrícola e industrial que teve lugar no final do século XIX entre os povos da civilização europeia.

Ainda mais instrutiva é a sobreposição do mapa das dietas e dos regimes demográficos.

4.7. Dietas e regimes demográficos.

Josué de Castro escreveu no início de um livro este ditado popular: "A mesa dos pobres é magra, mas o leito da miséria é fértil". Trata-se, sem dúvida, de uma apresentação bastante espetacular das relações entre dietas e regimes demográficos, mas essas relações são inegáveis, como o demonstra a análise simultânea de dietas primitivas e regimes demográficos, e a de dietas complexas e regimes demográficos maduros.

A. Dietas primitivas e regimes demográficos primitivos.

As dietas primitivas estão, de facto, ligadas a regimes demográficos primitivos. Todos os países subnutridos têm taxas de natalidade elevadas. As taxas são superiores a 30%0 em toda a Ásia das Monções, na América Central e do Sul e na maioria dos países mediterrânicos (40%0 na China, 33%0 na Índia, 40‰ no Egipto). Do mesmo modo, as populações subnutridas têm taxas de mortalidade muito elevadas (taxas médias superiores a 20%0, 27‰ no Egipto, 25%0 na Índia, 30‰ na China). As taxas de mortalidade infantil oscilam entre 150 e 200%0 (Nordeste do Brasil). Para além disso, nestes países com dietas primitivas, as taxas de mortalidade são muito elevadas na faixa etária dos 15-20 anos, na altura da transição da adolescência para a idade adulta. O resultado é uma percentagem muito elevada de jovens com menos de 20 anos e uma percentagem baixa de adultos.

Um crescimento natural muito elevado, superior a 10%0, é portanto o resultado de povos com uma dieta primitiva, que são também povos com uma dieta demográfica primitiva.

* As taxas de natalidade e de mortalidade foram calculadas para uma média de 15 anos, de acordo com o Anuário Demográfico das Nações Unidas.

B. Dietas complexas e regimes demográficos maduros.

Por outro lado, os países com dietas complexas são também países malthusianos. As taxas de natalidade são geralmente moderadas, inferiores a 20%0, e as taxas de mortalidade são muito mais baixas (entre 8% e l%0). As taxas de mortalidade infantil são inferiores a 80%0 e a esperança de vida é mais elevada. A estrutura da população é completamente diferente: a percentagem de adultos é muito mais elevada (entre 50 e 55%), ao passo que oscilava entre 43 e 47% nos povos com um regime demográfico primitivo, que são também os povos sojus-alimenté.

O exemplo do Brasil ilustra de forma notável esta dupla comparação entre dietas primitivas e regimes demográficos primitivos, por um lado, e dietas complexas e regimes demográficos evoluídos, por outro. Ilustra também, de forma não menos notável, a oposição entre o sistema agrícola de tipo colonial e o sistema agrícola de tipo europeu.

°I Os regimes alimentares estão indubitavelmente ligados aos sistemas agrícolas e às formas de exploração. A combinação da agricultura e da pecuária é, sem dúvida, a economia agrícola que fornece o nível médio de alimentação mais elevado. A agricultura de tipo colonial pode ser útil à economia de um país, fornecendo produtos de exportação, mas, em termos estritamente humanos, é acompanhada de um proletariado agrícola e, por conseguinte, de um nível médio de alimentação relativamente baixo.

°2 O mapa dos regimes alimentares coincide com o dos regimes demográficos primitivos. A metade da humanidade que é subnutrida é também a metade da humanidade que tem as taxas de natalidade mais elevadas, as taxas de mortalidade mais elevadas e o maior crescimento natural.

°3 O bloco subnutrido e sobrepovoado da Ásia das Monções, com a sua agricultura de subsistência e as suas pequenas explorações rurais; os países tropicais da África e da América do Sul, frequentemente mal explorados e, por conseguinte, subnutridos, apesar das baixas densidades populacionais; os países temperados do hemisfério sul, caracterizados por regimes alimentares simples mas ricos, ligados a um sistema agrícola em que a pecuária desempenha um papel muito importante; os países temperados do hemisfério norte, que, no século XIX, foram palco da revolução agrícola e industrial e que, durante um século, praticaram o colonialismo e o malthusianismo, beneficiam atualmente de uma alimentação rica e complexa, graças a uma agricultura e a uma pecuária racionais, a uma economia comercial e a um crescimento demográfico natural moderado(12).

CAPÍTULO 5: A DIETA CARNÍVORA

5.1. Definição

A dieta carnívora é uma tendência que está na moda, e muitas pessoas relataram benefícios significativos ao adotar **uma dieta só de carne.** Mas será que **comer apenas carne** é saudável a longo prazo? Continue a ler para compreender os mecanismos por detrás da dieta, as potenciais consequências de não comer alimentos vegetais e algumas alternativas para **se tornar um carnívoro puro.**

A dieta carnívora é bastante simples: comer apenas alimentos de origem animal e manter-se afastado de todos os alimentos vegetais. Isto significa que **a sua energia provém principalmente de proteínas e gorduras** e que consome quase zero hidratos de carbono.

A dieta carnívora implica a eliminação total dos alimentos vegetais, pelo que não há fruta, legumes, cereais, frutos secos, sementes ou leguminosas. Em vez disso, a lista aproximada de alimentos da dieta dos carnívoros é a seguinte

- Carnes vermelhas (especialmente os cortes mais gordos)
- Miudezas
- Aves de capoeira
- Peixe
- Ovos
- Sebo e banha de porco
- Caldo de ossos

- Medula

Algumas pessoas que fazem dieta comem produtos lácteos com elevado teor de gordura e baixo teor de lactose, como queijos duros, natas duplas e manteiga, enquanto outras evitam completamente os produtos lácteos. As dietas carnívoras rigorosas podem também eliminar o café e o chá - afinal, são bebidas à base de plantas. Os condimentos também podem ser restringidos: o sal e a pimenta são geralmente permitidos, mas algumas pessoas que fazem dieta não se aventuram a ir tão longe.

Muitas pessoas que adoptaram a dieta carnívora relatam uma perda de peso mais rápida, uma maior clareza mental, uma digestão mais saudável e até um melhor desempenho desportivo. Não duvido dos relatos anedóticos de pessoas que encontraram um alívio notável de problemas de saúde crónicos debilitantes com esta dieta. Para muitas dessas pessoas, nada mais funcionou.

No entanto, quando considero uma intervenção do ponto de vista da saúde alimentar ou do estilo de vida, acredito frequentemente que devemos olhar para o quadro completo: provas históricas de outras populações, mecanismos plausíveis que explicam o seu efeito no nosso corpo e dados científicos sobre os resultados.

5.2. Dieta carnívora versus dieta cetogénica

Qual é a **diferença entre a dieta carnívora e a dieta cetogénica?**

Ambas se concentram na gordura e na proteína, mas a cetogénica permite *alguns* hidratos de carbono (embora em quantidade muito reduzida). Enquanto os carnívoros tentam comer o mais próximo possível de zero hidratos de carbono, a dieta cetogénica, que é classificada como muito baixa em hidratos de carbono, permite que 5 a 10% das calorias sejam provenientes de hidratos de carbono.

Para referência :

- Numa dieta pobre em hidratos de carbono, os hidratos de carbono representam 10-15% do total de calorias diárias.
- Uma dieta moderada em hidratos de carbono permite 15 a 30 por cento.
- Uma dieta rica em hidratos de carbono ultrapassa os 30%.

Talvez a diferença mais notável seja o facto de a restrição da dieta carnívora não fazer parte da dieta cetónica. Embora os seguidores da dieta cetónica provavelmente comam muitos dos mesmos alimentos de origem animal permitidos na dieta carnívora, uma vez que enfatizam a proteína e a gordura, também podem comer alimentos à base de plantas, desde que sejam pobres em hidratos de carbono.

Explicarei os efeitos e benefícios de uma dieta cetogénica mais detalhadamente abaixo, mas pode considerar que uma dieta carnívora é mais restritiva e ainda mais baixa em hidratos de carbono do que a cetogénica.

5.3. Populações ancestrais de carnívoros

Um breve resumo das dietas de certas populações ancestrais que eram supostamente "carnívoras". De facto, muitos grupos ancestrais prosperaram com grandes quantidades de produtos animais. No entanto, cada um destes grupos também tirava partido dos alimentos vegetais quando estes estavam disponíveis:

- Os nómadas da Mongólia comiam carne e produtos lácteos, mas também obtinham nutrientes através da ingestão de cebolas e alhos selvagens, tubérculos e raízes, sementes e bagas (13).

- Os gaúchos brasileiros comiam principalmente carne de vaca, mas complementavam a sua alimentação com erva-mate, uma infusão vegetal rica em vitaminas, minerais e fitonutrientes(14).

- Os Maasai, os Rendille e os Samburu da África Oriental consumiam principalmente carne, leite e sangue. Os homens jovens alimentavam-se quase exclusivamente destes produtos animais, mas também consumiam ocasionalmente ervas e cascas de árvores. Os homens e as mulheres mais velhos comiam fruta, tubérculos e mel (15).

- Os Chukotka do Ártico russo viviam de peixe, caribus e animais marinhos, mas comiam-nos sempre com raízes locais, vegetais de folha, bagas ou algas marinhas (16).

- Os Sioux do Dakota do Sul comiam grandes quantidades de carne de búfalo, mas também comiam frutos silvestres, frutos secos e sementes que encontravam a seguir às manadas de búfalos (17).

- Os Inuit canadianos viviam principalmente de morsa, carne de baleia, foca e peixe, mas também se esforçavam por comer frutos silvestres, líquenes e vegetais marinhos. Chegavam mesmo a fermentar alguns destes alimentos vegetais para os conservar (18).

Todas as culturas que conhecemos e estudámos comiam uma

combinação de alimentos de origem animal e vegetal. Isto não significa necessariamente que os alimentos de origem animal ou vegetal sejam necessários para uma boa saúde, mas testemunha a sabedoria ancestral destas culturas: "Nada na biologia faz sentido exceto à luz da evolução". *Theodosius Dobzhansky.*

Durante 66 000 gerações, os seres humanos comeram uma variedade de alimentos, como carne, peixe, fruta, legumes, frutos secos, sementes e certas plantas com amido. Os caçadores-recolectores contemporâneos enquadram-se neste padrão ancestral geral, embora, como se pode ver acima, haja espaço para variações. Mas há um ponto-chave que é verdadeiro: a abordagem ancestral da dieta dá ênfase aos alimentos com os quais o nosso corpo está adaptado para prosperar.

A dieta que melhor se adapta ao seu organismo pode ser mais ou menos rica em hidratos de carbono, gorduras ou mesmo proteínas (mas talvez não tão rica como a dieta carnívora). A dieta certa para cada indivíduo depende da sua saúde, dos seus objectivos e da dieta e estilo de vida que melhor o servem Conceitos básicos de saúde funcional e ancestral (19).

5.4. Benefícios de uma dieta carnívora

Quando uma dieta, medicação ou outra intervenção "funciona", é importante tentar compreender o mecanismo. No caso da dieta carnívora, há várias razões possíveis para os benefícios que as pessoas relatam.

A. A dieta carnívora pode limitar as calorias, imitar o jejum e ajudar a perder peso rapidamente

As proteínas são muito saciantes, o que significa que nos enchem e enviam sinais ao cérebro de que já comemos o suficiente. Não é surpreendente que as pessoas afirmem não sentir muita fome e comecem a comer menos vezes quando adoptam uma dieta só de carne (20).

A habituação à comida também pode desempenhar aqui um papel. Quando se come a mesma coisa dia após dia, o cérebro não obtém tanto **valor** de **recompensa** da comida, pelo que se começa a comer menos comida em geral, mesmo que essa comida seja normalmente algo que se considera gratificante, como um grande Steakjuteux.

O resultado final é uma **restrição calórica não intencional.** A restrição calórica desencadeia uma série de alterações. Quando a ingestão de calorias é reduzida, a concentração de insulina, do fator de crescimento semelhante à insulina 1 (IGF-I) e da hormona do crescimento diminui consideravelmente. Esta situação desencadeia a autofagia, que significa literalmente "auto-alimentação", um processo interno de limpeza das células velhas e de reparação das células danificadas. A autofagia é também induzida durante o jejum.

Talvez seja por isso que a restrição calórica é tão eficaz para reduzir a inflamação e aliviar os sintomas das doenças auto-imunes (21). É claro que a restrição calórica também leva à perda de peso. Estas são provavelmente as duas principais razões pelas quais as pessoas parecem ser atraídas pela forma carnívora de comer, mas estes efeitos também poderiam ser alcançados através de uma simples restrição calórica.

B. A dieta carnívora é uma dieta pobre em resíduos

Os "resíduos" são essencialmente alimentos não digeridos que constituem as fezes. Uma dieta pobre em resíduos é aquela que limita os alimentos ricos em fibras, como cereais integrais, frutos secos, sementes, fruta e vegetais. É frequentemente prescrita a pessoas com doença inflamatória intestinal ou **síndrome do intestino irritável** para aliviar sintomas como diarreia, inchaço, gases e dores abdominais.

A carne é constituída principalmente por proteínas e gorduras, que são absorvidas a um nível muito elevado no trato gastrointestinal, deixando poucos resíduos que possam irritar ou inflamar o intestino. Por outras palavras, uma dieta exclusivamente à base de carne é, na verdade, uma dieta com muito poucos resíduos e dá descanso ao intestino.

C. A dieta carnívora é frequentemente cetogénica

Se comer grandes quantidades de carne, mas apenas uma ou duas vezes por dia e adicionar gordura extra à carne, a sua dieta é provavelmente cetogénica. Uma dieta cetogénica é uma dieta rica em gordura e moderada em proteínas, com :

- 60-70% da energia provém da gordura
- 20 a 30% de energia proveniente de proteínas
- 5 a 10% de energia proveniente de hidratos de carbono

Embora a dieta carnívora não apresente tais proporções de macronutrientes, é provável que alguns dos benefícios de comer apenas carne se devam ao facto de o corpo se encontrar num estado de cetose.

As dietas cetogénicas demonstraram ser úteis para uma grande variedade de doenças, incluindo a esclerose múltipla, a diabetes e doenças neurológicas como Parkinson e Alzheimer (22,23).

D. A dieta carnívora altera o microbiota intestinal

A mudança para uma dieta exclusivamente à base de carne também pode alterar rapidamente o microbiota intestinal. Um estudo de 2014 descobriu que colocar voluntários humanos saudáveis numa dieta de produtos animais levou a alterações significativas no microbiota intestinal em 48 horas (24). A dieta de produtos animais aumentou a abundância de organismos tolerantes à bílis e diminuiu os níveis de micróbios conhecidos por metabolizarem diferentes fibras vegetais.

O microbiota intestinal tem sido associado a praticamente todas as doenças inflamatórias crónicas estudadas, pelo que não é surpreendente que uma intervenção que altere radicalmente o microbiota intestinal possa ter implicações importantes para a saúde(25).

5.5. Deficiências de nutrientes

Quatro micronutrientes são particularmente difíceis de obter numa dieta exclusivamente à base de carne. Com base numa dieta típica de carnívoros e nas DRI (Dietary Reference Intakes) estabelecidas pelo Institute of Medicine, estes incluem

- Vitamina C: um antioxidante que estimula a função das células imunitárias e é importante para estimular a síntese de colagénio

- Vitamina E: um antioxidante que previne a oxidação dos lípidos e das lipoproteínas

- Vitamina K2: uma vitamina insolúvel que reduz a calcificação dos vasos sanguíneos

- Cálcio: um mineral necessário para ossos saudáveis, contração muscular e transmissão nervosa

Se os produtos lácteos forem incluídos na dieta, isso cobrirá a vitamina K2 e o cálcio. No entanto, se não gostar de miudezas, o número de potenciais deficiências de micronutrientes aumenta consideravelmente.

Neste caso, pode adicionar :

- Vitamina A: Uma vitamina insolúvel que é importante para uma boa visão e para a manutenção do sistema imunitário.

- Folato: vitamina B importante para o crescimento celular, o metabolismo e a metilação

- Manganês: oligoelemento necessário ao bom funcionamento do sistema nervoso, à formação de colagénio e à proteção contra o stress oxidativo.

- Magnésio: um mineral que suporta mais de 300 reacções bioquímicas, incluindo a produção de energia, a reparação do ADN e a contração muscular.

É igualmente importante notar que a vitamina C é extremamente sensível ao calor, pelo que apenas as miudezas frescas ou muito suavemente cozinhadas contêm quantidades apreciáveis desta vitamina.

Muitos carnívoros afirmam que as necessidades nutricionais da população em geral simplesmente não se aplicam a eles. Conheço várias pessoas que seguiram uma dieta carnívora durante três anos ou mais sem quaisquer sinais óbvios de deficiência de nutrientes.

No entanto, faltam-nos dados. Neste momento, as DRIs são o melhor que temos para nos livrarmos delas, e não creio que tenhamos provas suficientes para dizer inequivocamente que é improvável que esta dieta produza deficiências de nutrientes na população em geral.

5.6. Dose diária recomendada

Mesmo que a dieta carnívora fosse suficiente para evitar uma carência pura e simples, a reserva metabólica também teria de ser considerada. A reserva metabólica é a capacidade das células, dos tecidos e dos sistemas orgânicos de resistir a alterações repetidas das necessidades fisiológicas. Por outras palavras, significa ter nutrientes suficientes "no banco" para fazer face a um fator de stress importante, a uma lesão ou a uma exposição ambiental (26). Assim, embora uma pessoa que siga uma dieta exclusivamente à base de carne possa conseguir cumprir a dose dietética recomendada, isso pode não ser suficiente para uma saúde óptima.

5.7. Possíveis efeitos secundários de uma dieta exclusivamente à base de carne

Carece de fitonutrientes benéficos, que contribuem para a saúde.

Os fitonutrientes são substâncias químicas produzidas pelas plantas para se protegerem contra ameaças ambientais, como ataques de insectos e doenças. Podem também ter grandes benefícios para a nossa saúde. A curcumina, o beta-caroteno, a quercetina e o resveratrol são exemplos de fitonutrientes comuns.

Alguns defensores da dieta carnívora sugerem que os fitonutrientes são tóxicos para os seres humanos e que é melhor eliminá-los completamente da nossa dieta. No entanto, muitas destas "toxinas" actuam como factores de stress agudo que nos tornam mais fortes através de um processo chamado hormesis.

Tal como o treino de resistência é um stressor agudo que leva os nossos músculos a adaptarem-se e a tornarem-se mais fortes, a exposição a pequenas quantidades de fitonutrientes é um stressor homeótico que ativa várias vias diferentes no organismo, servindo, em última análise, para reduzir a inflamação, aumentar a imunidade, melhorar a comunicação celular, reparar danos no ADN e até desintoxicar potenciais agentes cancerígenos (27,28).

A. Efeitos sobre as hormonas, a fertilidade e a função tiroideia

Uma dieta só de carne e sem hidratos de carbono pode ter efeitos sobre as hormonas, a função tiroideia e a fertilidade. Os hidratos de carbono são particularmente importantes para a fertilidade feminina e as dietas muito pobres em hidratos de carbono podem não ser a melhor escolha durante a gravidez.

Os hidratos de carbono são particularmente importantes para apoiar a função tiroideia, uma vez que a insulina estimula a conversão da hormona tiroideia inativa T4 em T3 ativa. De facto, as culturas tradicionais que se alimentavam essencialmente de produtos de origem animal e que tinham pouco acesso a alimentos vegetais esforçavam-se frequentemente por apoiar a fertilidade, nomeadamente comendo as glândulas tiróides dos animais que caçavam (28).

B. sobrecarregar o fígado

Com um consumo insuficiente de hidratos de carbono e de gorduras, o fígado pode fabricar glicose a partir das proteínas através de um processo denominado gluconeogénese. Este processo gera resíduos de azoto, que devem ser convertidos em ureia e eliminados pelos rins.

Apesar de este ser um processo normal que ocorre em todos os seres humanos, existe um limite para a quantidade de proteínas que o fígado pode suportar com segurança. Mais de 35-40% do total de calorias sob a forma de proteínas pode sobrecarregar o ciclo da ureia, levando a náuseas, diarreia, emaciação e, potencialmente, à morte. Nas mulheres grávidas, este limiar pode ser tão baixo como 25% das calorias totais (29).

Curiosamente, as provas antropológicas sugerem que os caçadores ao longo da história evitavam consumir proteínas em excesso, chegando mesmo a rejeitar animais com baixo teor de gordura quando os alimentos eram escassos (30).

Resumindo: quando se come carne, é importante ingerir muitas gorduras saudáveis e hidratos de carbono de qualidade.

5.8. Cinco alternativas a uma dieta carnívora

Eis algumas opções que poderiam oferecer os mesmos benefícios terapêuticos que a dieta carnívora, mas sem tantos riscos potenciais.

A. Uma dieta paleo com baixo teor de hidratos de carbono

Algumas pessoas que experimentam uma dieta carnívora passam diretamente da dieta americana padrão para uma dieta carnívora pura. Muitas vezes, um modelo Paleo com baixo teor de hidratos de carbono pode oferecer alguns dos mesmos benefícios, incluindo perda de peso, melhoria da sensibilidade à insulina e alívio dos sintomas auto-imunes (31,32,33).

B. Uma dieta que imita o jejum

Uma **dieta que imita o jejum** pode inverter a diabetes tipo 1 e tipo 2, reduzir o défice cognitivo dependente da idade e proteger contra o cancro e o envelhecimento em ratos (34,35,36). Nos seres humanos, a dieta que imita o jejum demonstrou reduzir significativamente o peso corporal, melhorar os marcadores de risco cardiovascular, reduzir a inflamação e melhorar potencialmente os sintomas da esclerose múltipla (36,37).

C. Jejum prolongado periódico

O jejum de 72 horas, uma vez por mês, também pode colher muitos dos benefícios de uma dieta carnívora. O jejum prolongado faz com que os órgãos encolham e depois rejuvenesçam à medida que as células danificadas são eliminadas e as vias das células estaminais são activadas (38).

D. Uma dieta cetogénica

A dieta cetogénica foi amplamente estudada e tem benefícios documentados para a epilepsia, as doenças neurodegenerativas e as doenças auto-imunes. As próprias cetonas são potentes anti-inflamatórios (39,40).

E. Tratamento das patologias intestinais

Se um estilo de vida saudável combinado com as abordagens dietéticas acima referidas for insuficiente para controlar os seus sintomas, considere trabalhar com um profissional de medicina funcional que esteja familiarizado com a saúde intestinal. Se está a considerar tornar-se um carnívoro estrito porque está a ter reacções adversas mesmo a quantidades muito pequenas de alimentos vegetais, isso é provavelmente um sinal de uma infeção intestinal subjacente que deve ser tratada.

CAPÍTULO 6: A DIETA VEGETARIANA

6.1. generalidade :

O vegetarianismo é apenas um dos vários regimes alimentares, por vezes ligados a razões culturais, crenças ou saúde, que levam ao consumo de uma variedade de alimentos mais ou menos familiares, em maior ou menor quantidade (41).

A. Definições :

Existem muitos tipos diferentes de dieta. A mais comum nos seres humanos é a dieta omnívora (42).

No entanto, existem outras dietas nas populações humanas, como o vegetarianismo, o veganismo, o frugivorismo, o granivorismo, o pescetarianismo e o carnivorismo... Cada uma destas dietas difere das outras de forma mais ou menos evidente (43).

Os vegetarianos, também conhecidos como lacto-ovo vegetarianos, eliminam a carne e o peixe da sua dieta. Comem plantas e produtos de origem animal, como ovos e leite, mas não comem animais terrestres ou marinhos. Diferem dos vegans porque estes comem apenas plantas. °Os vegans também são conhecidos como vegetarianos puros, porque também eliminam todos os produtos animais da sua dieta, como ovos, queijo, leite, manteiga, etc. Os vegans também incluem os frugívoros, que comem apenas fruta, os crudívoros, que cozinham os seus alimentos (fruta e vegetais) a não mais de 48 C (44), e os granívoros, que comem apenas sementes.

Entre as dietas que eliminam alimentos de origem animal, existe uma conhecida como "vegan". Os veganos são pessoas vegetarianas (vegetarianos puros, frugívoros, granívoros ou crudívoros) que, no seu quotidiano, para além da alimentação, procuram não utilizar produtos que possam implicar a exploração de animais. Por exemplo, estas pessoas têm cuidado com os materiais utilizados nas suas roupas, evitam cosméticos que tenham sido testados em animais e não assistem a espectáculos que envolvam animais (como certos espectáculos de circo)... (45).

As pessoas conhecidas como pescetarianas retiram as carnes terrestres da sua dieta, mas continuam a comer peixe.

Algumas pessoas são por vezes descritas como carnívoras. Este termo aplica-se geralmente mais aos animais. Ser carnívoro é comer carne. Nos seres humanos, este termo é mais suscetível de descrever uma pessoa que gosta de carne e a come frequentemente.

Também é possível encontrar pessoas que utilizam incorretamente o termo vegetariano. Há pessoas que se dizem vegetarianas porque não comem carne por razões de gosto, embora comam aves, que são carne, e também peixe. No fundo, estas pessoas são omnívoros que excluem determinados produtos da sua alimentação por diversas razões.

B. As razões do vegetarianismo :

Muitas vezes, os vegetarianos não nascem vegetarianos.
É uma escolha de estilo de vida que se adquire com o tempo. Esta escolha pode ser feita por razões muito diferentes, sejam elas morais, médicas, financeiras, gustativas ou psicológicas.

A escolha de se tornar vegetariano pode ser apoiada por várias razões para a mesma pessoa (razões morais e de saúde, por exemplo).

No caso de uma escolha moral, trata-se muitas vezes de uma questão de compaixão pelo animal. Algumas pessoas têm consciência de que, se comermos um animal, ele foi morto com a intenção de ser comido. Estas pessoas não podem continuar a tolerar que se façam sofrer os animais para se alimentarem, quando é possível comer fruta e legumes sem os fazer sofrer. Assim, a decisão está tomada, não haverá mais carne no prato dessa pessoa. Por vezes, esta decisão é mais gradual, sendo os alimentos em causa retirados a pouco e pouco. Por outras palavras, uma pessoa que se queira tornar vegetariana sem alterar abruptamente os seus hábitos alimentares, retira gradualmente da sua alimentação as carnes vermelhas, as carnes brancas, as aves e o peixe, consoante os seus gostos, por exemplo.

A segunda razão para se tornar vegetariano é a saúde. A dieta vegetariana é vista como um modelo para viver em boa saúde. De acordo com Beeson (46), que toma como exemplo os Adventistas do Sétimo Dia, estes vivem mais tempo e com boa saúde. Os Adventistas do Sétimo Dia têm um estilo de vida sem fumo e sem álcool e, no que diz respeito à dieta, são muito heterogéneos, incluindo veganos, vegetarianos e omnívoros. Podemos dizer que gozam de boa saúde durante mais tempo, segundo o mesmo autor, que explica que os Adventistas do Sétimo Dia podem contrair uma determinada doença à mesma taxa que os não Adventistas, mas sobreviverão mais tempo, graças a um melhor acesso aos cuidados de saúde, a um melhor sistema imunitário ou a um melhor estilo de vida, mas há outra explicação, que pode ser o facto de contraírem menos a doença. Uma pessoa que se interessa pela sua saúde, ou que tem problemas de saúde, pode decidir, para a melhorar ou manter, selecionar os alimentos que considera bons para a sua saúde. Isto significa adotar uma dieta vegetariana ou uma que se aproxime muito dela. No entanto, é importante ter em conta que a saúde e a longevidade dos Adventistas do Sétimo Dia e de outras comunidades não se devem apenas à dieta que seguem. De facto, estas pessoas também têm estilos de vida saudáveis, quer em termos de alimentação, consumo de tabaco, drogas, álcool, etc.

Uma dieta vegetariana pode ser uma vantagem a nível financeiro. É dispendioso alimentar uma família com um ou mais produtos de origem animal em todas as refeições. O vegetarianismo ajuda a reduzir os custos alimentares. No entanto, o consumo de outras famílias de alimentos deve ser aumentado para compensar a ausência de produtos de origem animal. Por isso, é necessário efetuar análises mais aprofundadas dos preços e das quantidades necessárias para utilizar as finanças como razão para o vegetarianismo. Especialmente porque os vegetarianos, que querem levar um estilo de vida mais saudável, optam frequentemente por produtos biológicos. Estes são por vezes, mas nem sempre, mais caros do que os produtos não biológicos. Por isso, é importante pesar o equilíbrio económico entre produtos biológicos e não biológicos.

Alguns vegetarianos são simplesmente vegetarianos por opção. Um vegetariano pode ter retirado os produtos animais da sua dieta por não serem do seu agrado, tal como um omnívoro pode ter retirado os vegetais da sua dieta por aversão aos mesmos.

A dieta vegetariana tem uma componente psicológica. Por um lado, o estado psicológico de uma pessoa pode encorajá-la a seguir um caminho com o qual já está comprometida. Por outro lado, a dieta vegetariana pode ter um efeito psicológico benéfico numa pessoa, uma vez que é vista como uma forma positiva de sair de um período negativo (45).

Uma dieta vegetariana pode também ser escolhida por razões religiosas, como o Hinduísmo, o Ladventismo ou o Mormonismo (47). No caso de uma escolha religiosa, a dieta vegetariana pode ter sido adoptada desde o nascimento, e será adoptada por toda a família. Mas também pode ser adoptada durante a vida de uma pessoa, se esta se converter a uma destas religiões. Algumas religiões, que não são vegetarianas, eliminam um alimento do seu modo de vida, por exemplo, a carne de porco, que é eliminada entre os muçulmanos.

C. Alimentos consumidos :

Apesar de não utilizar carne, a dieta vegetariana baseia-se numa série de famílias de alimentos. Estas incluem: alimentos ricos em amido, fruta, vegetais, legumes, leguminosas, oleaginosas, produtos de origem animal como ovos, manteiga, lacticínios, etc.

Cada um destes alimentos fornece nutrientes diferentes, em quantidade e qualidade variáveis. Uma dieta vegetariana é óptima quando os vegetarianos utilizam todas estas classes de alimentos em quantidades adequadas.

Para construir uma dieta sem carne que melhor satisfaça as necessidades do organismo, um vegetariano pode basear-se na pirâmide alimentar vegetariana.

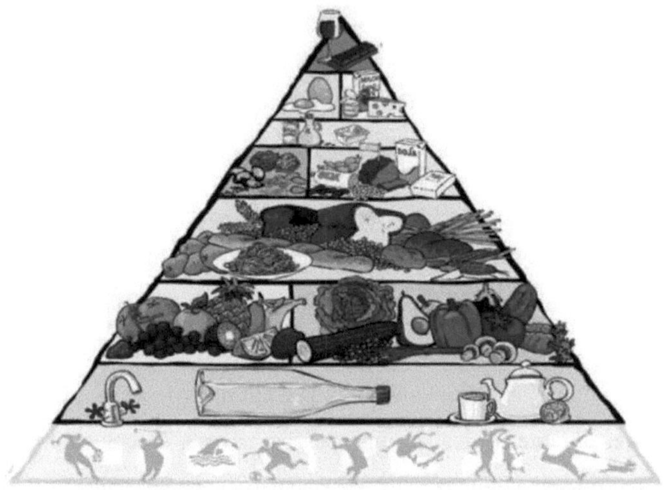

Figura 6. 1- Pirâmide alimentar vegetariana (48)

Esta pirâmide pode fornecer aos vegetarianos orientações sobre como ter uma dieta equilibrada.

Na base desta pirâmide, encontra-se a representação da atividade física. As recomendações do Programa Nacional de Nutrição e Saúde (PNNS) (49) neste domínio são aplicáveis qualquer que seja o regime alimentar adotado por uma pessoa. Para os vegetarianos, como para qualquer outra pessoa, recomenda-se uma atividade física de pelo menos 30 minutos por dia. A isto junta-se a exposição ao sol durante pelo menos 15 minutos por dia, necessária para a síntese da vitamina D. Estas duas actividades podem ser feitas em simultâneo. Estas duas actividades podem ser realizadas em simultâneo.

No nível superior, deve haver muitas bebidas. Estas podem ser quentes ou frias. No entanto, é aconselhável limitar as bebidas açucaradas, como os refrigerantes. A maior parte da bebida é geralmente fornecida pela água, que pode ser de nascente, mineral ou da torneira. No entanto, bebidas como o chá, o café (que deve ser consumido com moderação), o leite e a sopa são também importantes. A quantidade recomendada para beber é de 2 litros por dia (50).

Acima destes estão as frutas e os legumes. Os vegetarianos consomem geralmente maiores proporções de fruta e legumes do que os omnívoros. De acordo com as recomendações da Agence Nationale de Sécurité Sanitaire alimentation, environnement, travail (ANSES - Agência Nacional de Segurança Alimentar, Ambiental e Saúde no Trabalho), a fruta e os legumes devem ser consumidos em 4 a 6 porções por dia (uma porção corresponde a cerca de 80g). Devem ser consumidos em todas as refeições e proporcionar uma grande variedade de refeições. É preferível consumir fruta e legumes da época, que são frequentemente de melhor qualidade e mais económicos.

Os frutos provêm de plantas e são, na sua maioria, comestíveis, embora alguns sejam venenosos ou mesmo mortais. São ricos em vitaminas, em quantidades e qualidades variáveis consoante o produto. Os frutos são também uma fonte de hidratos de carbono.

Os legumes são também derivados de plantas e têm geralmente um sabor salgado. A parte da planta que se come não é sempre a mesma. Consoante a espécie, podem ser consumidas as sementes, as folhas, os frutos e as raízes. Estes legumes são uma fonte de hidratos de carbono, vitaminas, proteínas e oligoelementos.

No nível superior encontram-se os cereais e os tubérculos. Estes alimentos podem também ser agrupados sob a designação de "alimentos ricos em amido". Estes produtos fornecem hidratos de carbono complexos, também conhecidos como hidratos de carbono lentos. Podem ser utilizados no seu estado natural, como as batatas, que contêm amido, ou podem ser utilizados após transformação, como as massas feitas de trigo. Estes produtos transformados apresentam-se em três variedades: integrais, semi-completos ou "brancos", ou seja, refinados. Neste último caso, os produtos de base são purificados e apenas a parte interna do cereal é utilizada. A casca não é conservada no produto final, pelo que os nutrientes contidos no farelo são eliminados. A fibra presente na casca ajuda a regular a resposta imunitária, enquanto os ácidos fenólicos, entre outros fitoquímicos, têm atividade antioxidante. Estes efeitos são, portanto, muito reduzidos ou mesmo praticamente eliminados quando o trigo é refinado (51). Os alimentos ricos em amido devem ser consumidos em todas as refeições, uma vez que contribuem em grande medida para a ingestão de energia. Esta família de alimentos é, portanto, necessária para a atividade diária, pois fornece energia, mas não é suficiente.

No topo da lista estão os produtos que fornecem proteínas. Estes incluem leguminosas, legumes secos e produtos derivados, como o leite de soja. Devem ser consumidos numa base diária, com 1 a 2 porções por dia para as leguminosas e 50 a 150 g para os alimentos proteicos.

As leguminosas produzem frutos que são vagens e são utilizados como legumes. De facto, tanto os frutos como os legumes das leguminosas são frequentemente designados por legumes.

Os legumes secos, por outro lado, são sementes de leguminosas que também podem ser consumidas e são por vezes comparadas a legumes.

Estas leguminosas, assimiladas aos legumes, são também uma fonte de hidratos de carbono, vitaminas, proteínas e oligoelementos em quantidades variáveis.

No mesmo nível da pirâmide alimentar vegetariana encontram-se os frutos oleaginosos. São uma fonte de lípidos e devem ser consumidos em quantidades de 30 a 60g por dia.

Os óleos e as gorduras vegetais, também fontes de lípidos, fornecem ao corpo humano ácidos gordos essenciais e vitaminas lipossolúveis. A quantidade diária recomendada é de 2 a 4 colheres de sopa para um adulto.

Se continuarmos a subir na pirâmide alimentar, encontramos os ovos e os lacticínios no mesmo andar. Estes alimentos são todos produtos de origem animal e, por conseguinte, fontes de proteína animal. Os lacticínios são também fontes de cálcio e de várias vitaminas. Devem ser consumidos regularmente, com cerca de 250g de leite por dia. Os produtos lácteos podem ser encontrados sob a forma de manteiga, natas, leite, queijo e iogurte... No entanto, quando o leite se apresenta sob a forma de queijo, deve ser consumido com moderação devido ao teor de gordura concentrado neste tipo de alimento.

No topo da pirâmide estão o álcool e os doces. Estes produtos não são necessários para o organismo. Podem ser utilizados para satisfação pessoal e prazer, em quantidades razoáveis.

6.2. Benefícios do vegetarianismo para a saúde :

Como vimos anteriormente, a dieta vegetariana elimina uma série de produtos da dieta de uma pessoa. Como resultado, a ingestão de nutrientes fornecida por uma dieta vegetariana é bastante diferente da fornecida por uma dieta omnívora. Estas diferenças de ingestão dão origem a benefícios mais ou menos directos para a saúde do vegetariano.

A. Peso e obesidade :

Atualmente, o excesso de peso e a obesidade são um problema de saúde pública.

Todos os profissionais de saúde estão a trabalhar em conjunto para encontrar uma solução para este flagelo, que aumenta de dia para dia. As causas destes problemas de peso são variadas: aumento do número de refeições feitas "a correr", maus hábitos alimentares, sedentarismo, etc.

A avaliação do excesso de gordura corporal de uma pessoa baseia-se não só no seu peso, mas também no seu Índice de Massa Corporal (IMC). Este IMC não é diretamente aplicável a crianças em crescimento ou a pessoas da 3ª idade, pelo que as normas têm de ser ajustadas a este tipo de pessoas (52). Por exemplo, nas crianças, é aconselhável utilizar as curvas estaturo-ponderais, que são simultaneamente uma adaptação visual e uma adaptação das normas do IMC, a fim de detetar o mais cedo possível um potencial excesso de peso. Do mesmo modo, no caso de um idoso, será necessário ter em conta a evolução da altura, que está a diminuir, nomeadamente devido à osteoporose. O IMC é o peso em quilogramas dividido pela altura em metros quadrados.

B. Relação entre vegetarianismo e obesidade :

Os vegetarianos tendem a ter uma ingestão diária de calorias inferior à dos não vegetarianos. Os vegetarianos consomem uma média de 2070 kcal por dia, em comparação com uma média de 2120 kcal para os omnívoros (53,54). Isto deve-se ao facto de a quantidade de carne que os vegetarianos eliminam da sua dieta ser substituída por alimentos com menor teor calórico para a mesma quantidade de comida.

Os vegetarianos têm um índice de massa corporal mais baixo do que os omnívoros (55), o que pode dever-se a uma maior ingestão de fibras e a uma menor ingestão de gorduras animais. Uma meta-análise (56) mostra que o IMC médio de um não-vegetariano é de 28,26, enquanto o IMC médio de um vegetariano é de 25,48. Consequentemente, o seu peso aproxima-se mais do que o dos não vegetarianos do peso ideal que uma pessoa deve ter de acordo com vários parâmetros: sexo, idade, altura, etc. O peso ideal é utilizado para determinar se uma pessoa tem excesso ou falta de peso (57). Este peso ideal pode ser calculado através de vários métodos:

- Fórmula de Lorentz (58) :

Peso ideal = altura (cm) -100 - ((altura (cm) - 150)/n)

n = 4 para um homem e 2,5 para uma mulher

- Fórmula de Devine (59):

Peso ideal para um homem = 45,4 + 0,89 × (altura (cm) - 152,4) + 0,45

Peso ideal para uma mulher = 45,4 + 0,89 × (altura (cm) - 152,4) Estas fórmulas só se aplicam a pessoas com mais de 18 anos.

l.Diabetes :

De acordo com a Organização Mundial de Saúde (OMS) (60), a diabetes resulta em níveis de açúcar no sangue superiores ao normal, quando o pâncreas não produz insulina suficiente ou quando o organismo não sabe utilizar corretamente esta hormona. É diagnosticada quando há dois valores de glicemia em jejum superiores a 1,26 g/L ou 7 mmol/L, ou um valor de glicemia superior a 2 g/L ou ll,1 mmol/L, independentemente da altura em que a amostra de sangue é colhida. A diabetes pode causar complicações graves, afectando sobretudo os nervos e os vasos sanguíneos.

xistem vários tipos de diabetes. Os dois principais tipos são: a diabetes de tipo 1, conhecida como diabetes insulino-dependente, e a diabetes de tipo 2, também conhecida como diabetes não insulino-dependente. Estes dois tipos de diabetes têm mecanismos fisiopatológicos muito diferentes e, por conseguinte, requerem tratamentos diferentes.

A diabetes dependente de insulina é frequentemente descoberta na infância e resulta de uma falta de produção de insulina pelo organismo. O tratamento da diabetes tipo 1 requer, portanto, injecções de insulina.

A diabetes não insulino-dependente é mais frequente em doentes idosos. É também conhecida como diabetes gorda e depende em parte da dieta do doente. A diabetes tipo 2 resulta de uma maior resistência aos receptores de insulina. Como resultado, os níveis de açúcar no sangue não são regulados conforme necessário. Este tipo de diabetes é tratado com várias classes de medicamentos: biguanidas, sulfonamidas hipoglicemiantes, glinidas, glitazonas, inibidores da α-glucosidase, incretinomiméticos, etc. A insulina não é prescrita como tratamento de primeira linha. Devido à componente alimentar, a primeira linha de tratamento quando se descobre a diabetes tipo 2 é a introdução de medidas de higiene alimentar. Ao fim de 3 a 6 meses, se estas medidas falharem, não devem ser abandonadas, mas deve ser acrescentado o tratamento medicamentoso, utilizando uma ou mais das classes farmacológicas acima indicadas. Posteriormente, após vários anos de tratamento, a diabetes de tipo 2 pode tornar-se insulino-dependente. Os doentes que sofrem de diabetes não insulino-dependente passam então a necessitar de injecções de insulina.

Como dissemos anteriormente, a nutrição é um fator importante na diabetes tipo 2. Um doente diabético de tipo 2 deve ter uma ingestão de proteínas correspondente a 15% da sua ingestão energética total. Estas proteínas devem ser fornecidas em quantidades equivalentes por produtos de origem animal e vegetal. Muito frequentemente, estes doentes consomem grandes quantidades de carne e de peixe. O seu tratamento deve, portanto, começar com uma redução do consumo de carne. As proteínas animais podem ser fornecidas por outros produtos, nomeadamente os lacticínios e os ovos.

A diabetes não é a única patologia influenciada pela alimentação de uma pessoa - há muitas outras. A alimentação é também parcialmente responsável pelo grupo de doenças conhecidas como doenças cardiovasculares.

C. Doenças cardiovasculares :

As doenças cardiovasculares são a principal causa de morte no mundo, de acordo com a OMS. Vários estudos mostram que a taxa de mortalidade causada por doença coronária é menor nos vegetarianos do que nos não vegetarianos (61). De facto, Key et al (62) afirmam que a taxa de mortalidade por doença isquémica do coração é menor nos vegetarianos do que nos omnívoros. De igual modo, os estudos de Battaglia et al (63) e Huang et al (64) concordam com esta conclusão. Esta menor taxa de mortalidade por doença coronária deve-se ao facto de os vegetarianos terem níveis de colesterol mais baixos e um IMC mais baixo.

De acordo com a OMS, as doenças cardiovasculares incluem várias perturbações do coração e dos vasos sanguíneos, que estão classificadas em diferentes subcategorias:

- tensão arterial elevada,
- doença coronária,
- doença cerebrovascular,
- doença arterial periférica,
- insuficiência cardíaca,
- doença cardíaca reumática,
- doença cardíaca congénita,
- cardiomiopatias,

- trombose venosa profunda e embolia pulmonar.

Todas estas patologias requerem tratamentos diferentes, bem como várias e variadas terapias de acompanhamento.

Existem muitos factores de risco para algumas destas doenças. A cardiopatia reumática e a cardiopatia congénita são de origem genética, havendo menos factores de risco dependentes do indivíduo. Os factores de risco que devem ser tidos em conta para as outras doenças cardiovasculares são o sexo, a idade, os antecedentes pessoais e familiares, o peso, o tabagismo, a alimentação, a inatividade física, o stress e a diabetes tipo 2. Alguns destes factores podem ser influenciados (peso, tabagismo, alimentação, sedentarismo, diabetes tipo 2), enquanto outros não (idade, sexo, antecedentes).

Vários estudos demonstraram que os níveis de colesterol no sangue são mais baixos nos vegetarianos do que nos não vegetarianos (65). De facto, os níveis de colesterol são 0,61 mmol/L mais baixos nos vegetarianos do que nos não vegetarianos. Um doente sofre de dislipidemia quando o seu nível de colesterol total no sangue é superior a 5,20 mmol/L, ou 2,0 g/L, ou quando o seu nível de colesterol LDL (Low Density Lipoprotein) no sangue é superior a 4,1 mmol/L, ou 1,6 g/L.

A Tabela 4 mostra que os níveis de HDL-colesterol (Proteína de Alta Densidade) são praticamente idênticos, independentemente do tipo de dieta seguida. No entanto, os níveis de LDL-colesterol foram 0,43 mmol/L mais baixos nos vegetarianos do que nos omnívoros, o que se reflectiu nos níveis de colesterol total. Os testes estatísticos demonstram a heterogeneidade dos sujeitos do estudo.

Além disso, um estudo de De Biase et al (65) mostra que a dieta vegetariana está associada a níveis mais baixos de triglicéridos, colesterol total e colesterol LDL do que a dieta omnívora. Parece também que os fitoquímicos, encontrados em maior quantidade na dieta vegetariana do que na dieta omnívora, exercem uma influência nos níveis de colesterol através de vários mecanismos (66).

Assim, podemos constatar que os indivíduos omnívoros são mais propensos à dislipidemia do que os vegetarianos, mas também do que os outros tipos de dieta (vegana e pescetariana).

A primeira etapa do tratamento da dislipidemia consiste em tomar medidas higiénicas e dietéticas, nomeadamente reduzindo o consumo de lípidos e melhorando-o, privilegiando as gorduras vegetais e favorecendo a utilização de ácidos gordos polinsaturados.

Se estas medidas de higiene e dietéticas não forem suficientes, pode ser introduzido um tratamento medicamentoso com estatinas ou fibratos.

No que diz respeito à hipertensão arterial, a dieta vegetariana pode proporcionar um benefício significativo ao reduzir a ingestão de sal em comparação com uma dieta omnívora (63), e ao reduzir a incidência de obesidade, como já vimos. Um vegetariano tem em conta todo o seu estilo de vida e, por isso, tende para um estilo de vida mais saudável. De facto, podemos ver que a percentagem de vegetarianos que bebem álcool regularmente é menor do que a dos não vegetarianos, e os vegetarianos também fumam menos (67). Todos estes factores significam que se pode observar uma redução de 2 a 10 mmHg na pressão arterial sistólica ou diastólica (61).

Estas medidas de higiene alimentar não implicam qualquer redução do consumo de carne ou peixe, para além do controlo da origem dos lípidos. No entanto, a redução significativa da pressão arterial nos vegetarianos em comparação com os não vegetarianos leva-nos a crer que uma dieta vegetariana pode contribuir para reduzir a incidência de hipertensão arterial (61).

Como tratamento de segunda linha, se as medidas dietéticas e de higiene não forem suficientes, podem ser utilizados medicamentos. No entanto, as medidas dietéticas implementadas em primeira instância não devem ser descartadas.

Todas as outras doenças cardiovasculares partilham os mesmos factores de risco. Além disso, podem ser complicações da dislipidemia ou da hipertensão arterial, razão pela qual é tão importante controlar corretamente estas doenças.

Na população vegetariana, a redução do risco de morte por AVC é pequena mas presente. Mais uma vez, a dieta vegetariana permite atuar sobre os factores de risco desta patologia (61). De facto, o aumento do consumo de frutas e legumes é um dos muitos factores que contribuem para o declínio do número de AVC na Europa e na América do Norte (68). Recorde-se que este aumento do consumo de vegetais é uma caraterística da dieta vegetariana. De igual modo, vimos anteriormente que a dieta vegetariana contribui para a redução do colesterol total e da pressão arterial, factores que reduzem o risco de AVC (69).

A dieta vegetariana pode assim ser proposta como um regulador dos diferentes factores de risco das doenças cardiovasculares. Estas diferentes patologias podem, de facto, estar ligadas entre si. Actuando sobre uma das patologias, actua-se também sobre as outras. Por exemplo, uma dieta vegetariana pode tornar uma pessoa mais saudável do que uma não vegetariana. Além disso, uma dieta vegetariana em maior escala poderia reduzir a taxa de mortalidade por doenças cardiovasculares.

Como já vimos, a dieta vegetariana pode ter um efeito numa série de doenças cardiovasculares, mas não é a única. Uma vez que não contém proteínas animais, a dieta vegetariana pode também ajudar os rins a funcionar melhor.

D. Insuficiência renal crónica :

Os rins são os órgãos de eliminação e de desintoxicação do organismo. São sensíveis e podem ser afectados por muitos factores: alimentação, tabaco, álcool, medicamentos, etc.

Os rins têm quatro funções principais: a eliminação dos resíduos azotados, a manutenção da composição interna, o controlo da pressão sanguínea e a função endócrina dos rins.

A função renal é avaliada através do controlo da taxa de filtração glomerular (TFG). Esta TFG pode ser verificada através de vários parâmetros biológicos. Utilizaremos a creatinina, a depuração da creatinina (calculada pela fórmula de Cockcroft e Gault ou pelo método MDRD (Modification of Diet in Renal Disease)), a medição da depuração renal de uma substância ou a depuração da inulina. Consoante o resultado da TFG, existem diferentes estádios de doença renal.

A primeira medida a tomar na insuficiência renal é a prevenção e a gestão dos factores de risco. Estes factores de risco são :

- diabetes, que tem de ser cuidadosamente controlada;

- hipertensão arterial, que deve ser tratada com medicamentos, para além de medidas de higiene e dietéticas;

- dislipidemia.

A anemia, a deficiência de vitamina D e os distúrbios fosfocálcicos devem ser corrigidos.

Deve-se ter em conta que a dieta vegetariana pode reduzir a produção de creatinina (70). Esta diminuição da produção de creatinina reduz a depuração da creatinina e pode, por conseguinte, conduzir a um erro na avaliação da DF.
G .

No entanto, um estudo de Barsotti et al (71) mostrou que houve uma melhoria significativa na depuração da creatinina e, portanto, na função renal, em pacientes que sofriam de insuficiência renal após a mudança de uma dieta omnívora para uma dieta vegetariana.

Assim, mesmo que uma dieta vegetariana não beneficie diretamente a função renal (72), permite atuar sobre os factores de risco da insuficiência renal crónica. Ao atuar sobre estes factores de risco, a degradação da função renal é retardada, o que é irreversível na insuficiência renal crónica.

E. Oncologia :

Existem muitos tipos diferentes de cancro. Correspondem ao desenvolvimento de células tumorais no organismo num local específico. Existem dois tipos de tumores: benignos e malignos. A agressividade de um tumor é avaliada de acordo com a sua capacidade de desenvolver metástases, ou seja, sítios tumorais à distância do tumor primário.

Para que um tumor se desenvolva, é necessário que ocorram pelo menos 5 ou 6 mutações. A idade é, portanto, um fator de risco de cancro. Mas não é o único fator de risco. O sexo, o tabagismo, o álcool, o comportamento sexual, o ambiente, os antecedentes pessoais e familiares são factores que podem levar ao desenvolvimento do cancro. Cada fator de risco é mais ou menos importante em função do tipo de cancro em questão.

Foram realizados vários estudos sobre a ligação entre o cancro e o vegetarianismo, fornecendo informações contraditórias (64). Parece que, considerando todos os cancros em conjunto, a incidência de cancro é menor nos vegetarianos do que nos não-vegetarianos (73).

Um estudo encontrou uma ligação direta entre o consumo de carne vermelha e a incidência de cancro do cólon (74). Por conseguinte, o estudo de Battaglia Richi et al. estimou que 10% dos casos de cancro do cólon poderiam ser evitados se o consumo de carne transformada fosse completamente eliminado (63).

Do mesmo modo, pensa-se que o risco de cancro do intestino aumenta com o consumo regular de mais de 500 g de carne vermelha por semana

(63).

O cancro da próstata também tem uma incidência significativamente mais elevada nos não-vegetarianos (75).

Sabe-se que a carne vermelha contribui significativamente para o aumento do risco de cancro do esófago, ao passo que o consumo de 50 g de peixe por dia reduz em 38% o risco do mesmo cancro (76). Pensa-se que esta proteção do peixe contra o cancro se deve à presença nos seus tecidos de um elevado teor de ácidos gordos ómega 3, que podem ter propriedades anticancerígenas (75).

Embora a dieta vegetariana pareça ter um impacto benéfico na incidência de vários cancros, parece possível que tal não se deva apenas à ausência de carne na dieta, mas provavelmente também ao aumento do consumo de fruta, legumes, sementes e vários frutos secos, que fornecem ao organismo elementos protectores contra os cancros (75).

No entanto, a dieta vegetariana também pode ter os seus inconvenientes, tanto em termos de saúde física como mental. Assim, se quisermos adotar uma dieta vegetariana, temos de pensar cuidadosamente no método que utilizamos.

F. Doenças de origem alimentar :

Os alimentos podem também ser a causa da transmissão de numerosas doenças, cujo agente patogénico pode ser um vírus, uma bactéria ou um parasita, mas também substâncias químicas tóxicas ou toxinas (77). Estas doenças variam em gravidade e podem mesmo ser mortais.

Entre elas, a salmonelose, por exemplo. Trata-se de uma infeção bacteriana causada por enterobactérias do tipo Salmonella (78). A salmonelose pode causar febre, diarreia, vómitos e dores abdominais. Em alguns casos, esta infeção pode ser fatal. As principais fontes de contaminação por esta bactéria são a carne (nomeadamente de aves), os produtos da pesca, os ovos e os produtos lácteos (79).

Um exemplo de um vírus é a hepatite A. Este vírus é transmitido pelas mãos ou por alimentos contaminados. Os principais alimentos envolvidos são a água potável, o marisco mal cozinhado, a fruta e os legumes crus (80). Os principais sinais de infeção pelo vírus da hepatite A são febre, astenia grave, náuseas acompanhadas de dores abdominais, seguidas de iterícia e, por vezes, prurido (81).

Os parasitas também podem ser encontrados na alimentação humana (82). Por exemplo, o consumo de carne de vaca mal cozinhada pode ser a fonte de contaminação por Taenia saginata. O consumo de carne de porco mal cozinhada, por outro lado, pode resultar na transmissão de Taenia solium. A colonização por T. saginata é assintomática nos seres humanos (83) e não tem consequências importantes para o corpo humano, ao passo que T. solium pode causar cisticercose humana, que pode ser fatal. A infeção por T. solium, mais vulgarmente conhecida por ténia, causa uma variedade de sintomas: dor abdominal, náuseas, diarreia ou obstipação (84). Quando o verme atinge a maturidade, a infeção pode ser assintomática durante vários anos. Posteriormente, as larvas podem desenvolver-se nos músculos, na pele, nos olhos e no sistema nervoso central, formando quistos. Quando os quistos se formam no cérebro, a doença é conhecida como neurocisticercose. Os quistos provocam fortes dores de cabeça, cegueira, convulsões e, por vezes, ataques epilépticos, que podem levar à morte (85).

A doença de Creutzfeldt-Jakob (DCJ), outra doença igualmente fatal, pode ser contraída através da ingestão de carne de vaca infetada (86). A DCJ é contraída através da proteína mutante do prião, um agente infecioso muito pequeno (87). Esta patologia faz com que o indivíduo apresente uma síndrome de demência, mioclonias e síndromes cerebelares (88). É rapidamente progressiva e sempre fatal (89).

Os alimentos também podem ser uma fonte de envenenamento por metais pesados. Por exemplo, o mercúrio. A intoxicação por mercúrio tem várias origens, mas entre elas, o organismo pode ser envenenado pela ingestão de peixe cuja carne está carregada de mercúrio (90). Este tipo de intoxicação provoca diversas perturbações do sistema nervoso central e periférico. Assim, num indivíduo que sofre de intoxicação por mercúrio, podemos observar ataxia, tremores, instabilidade ao andar e hipoestesia (91). Existem várias fontes de mercúrio, que podem ser naturais e/ou de origem humana (92). Uma vez libertado, o mercúrio contamina um elo da cadeia alimentar, acumulando-se até contaminar o último elo da cadeia (93).

Uma dieta vegetariana não pode evitar completamente este tipo de envenenamento, mas pode limitá-lo.

Nem todas as doenças que podem ser transmitidas pelo consumo de produtos de origem animal podem ser completamente excluídas, uma vez que algumas também podem ser transmitidas por plantas. Mas uma dieta vegetariana ajuda a reduzir a prevalência destas doenças.

Para concluir sobre os benefícios do vegetarianismo, podemos ver que o vegetarianismo tem efeitos positivos na saúde. Reduz a prevalência de um certo número de doenças. É claro que este tipo de dieta não elimina todos os riscos de doenças crónicas e agudas que acabámos de explorar.

6.3 Desvantagens do vegetarianismo :

O vegetarianismo é, portanto, um modo de alimentação saudável, com efeitos positivos para a saúde do vegetariano. No entanto, o vegetarianismo também pode ter efeitos negativos na saúde, nomeadamente deficiências. De facto, o vegetarianismo pode dar origem a várias carências. Além disso, o vegetarianismo pode não ser adequado para toda a gente. Assim, vamos agora analisar as desvantagens inerentes a uma dieta vegetariana, concentrando-nos em primeiro lugar no ferro.

A. Estado do ferro :

O ferro é um micronutriente muito importante na alimentação humana. Desempenha uma série de funções no organismo. Em particular, é a molécula central da hemoglobina, mas também se encontra na mioglobina para o transporte de oxigénio e está envolvido em muitos outros mecanismos.

As necessidades de ferro do organismo são diferentes para os homens, as mulheres, as crianças e os idosos. Por conseguinte, a ingestão deve ser adaptada em função do perfil da pessoa em causa. Por exemplo, um homem precisa de absorver 1 mg de ferro por dia, em comparação com 1,5 mg para uma mulher, enquanto uma mulher grávida pode precisar de absorver até 5 mg por dia. Para satisfazer estas necessidades, deve ser assegurada uma ingestão adequada de ferro na alimentação: 8 mg por dia para os homens, 18 mg para as mulheres e até 27 mg para as mulheres grávidas. A deficiência de ferro ocorre quando a absorção de ferro não satisfaz as necessidades do organismo.

A carência de ferro tem uma série de consequências físicas, mentais, fisiológicas e comportamentais para o organismo (94).

O ferro é fornecido por diferentes alimentos e sob diferentes formas. O ferro hémico é fornecido pela carne, enquanto o ferro não hémico é fornecido pelas plantas. O ferro hémico é melhor absorvido pelo organismo do que o ferro não hémico (95), razão pela qual tendemos a pensar que os vegetarianos correm mais riscos de deficiência de ferro do que os omnívoros.

Além disso, várias substâncias como os fitatos, igualmente presentes nas plantas, quelam o ferro e são, por conseguinte, responsáveis por uma redução da biodisponibilidade do ferro no bolo alimentar (94,96).

No entanto, podemos também constatar que a ingestão simultânea de alimentos que contêm ferro e de alimentos que contêm ácido ascórbico aumenta a biodisponibilidade do ferro não heme pelo organismo (97), principalmente devido à capacidade do ácido ascórbico de transformar o ferro férrico em ferro ferroso.

Podemos ver que a carne fornece 15% da ingestão de ferro de um omnívoro, ou seja, tanto como os vegetais, e que a maior parte do ferro fornecido aos omnívoros provém dos cereais. Da mesma forma, a maior parte do ferro ingerido por um vegetariano provém dos cereais, seguidos de perto pelos vegetais. De facto, quando um vegetariano elimina a carne da sua alimentação, aumenta também o seu consumo de legumes e leguminosas, de fruta e, na maioria dos casos, de cereais integrais (96). Além disso, tanto para os omnívoros como para os vegetarianos, 15% do ferro adquirido provém dos cereais de pequeno-almoço.

B. Ingestão de gorduras :

Anteriormente, mencionei o facto de os vegetarianos ingerirem menos gordura do que os omnívoros. Este menor teor de gordura na dieta é responsável por um risco reduzido de desenvolver doenças cardiovasculares. No entanto, pode também ser a causa de uma ingestão excessivamente baixa de ácidos gordos essenciais.

Certos ácidos gordos insaturados ómega 3 ou ómega 6 são conhecidos como ácidos gordos essenciais porque devem ser fornecidos pela alimentação. Apenas o ácido linolénico (ALA) e o ácido linoleico (LA) são verdadeiramente essenciais para o organismo humano, uma vez que não podem ser biossintetizados em quantidades suficientes pelo organismo (97).

Os outros ácidos gordos essenciais, o ácido eicosapentaenóico (EP A), o ácido docosahexaenóico B (DHA), o ácido linolénico, o ácido dihomo-y-linolénico e o ácido araquidónico, podem ser sintetizados a partir do ALA e do LA. A biossíntese destes ácidos gordos polinsaturados envolve as mesmas enzimas. Assim, quando existe um défice percetível de ómega 3, a biossíntese de ómega 6 aumenta. Esta compensação da biossíntese não impede os efeitos nefastos da carência de ómega 3, mas mantém o nível total de ácidos gordos polinsaturados, assegurando assim a estabilidade das membranas das células do organismo (98).

Os ácidos gordos desempenham diferentes papéis no organismo, sendo que os ómega 3 e os ómega 6 desempenham papéis opostos. De facto, são metabolizados em várias moléculas envolvidas na coagulação, na regulação dos níveis de colesterol LDL no sangue e dos níveis de açúcar no sangue, bem como na regulação da resposta inflamatória e imunitária (99).

De facto, os ácidos gordos ómega 3 são essenciais para a construção e o bom funcionamento do cérebro (100).

Em contrapartida, um excesso de ómega 3 pode provocar problemas de coagulação, níveis elevados de colesterol LDL, uma diminuição dos níveis de açúcar no sangue e uma fraca resposta imunitária e inflamatória. De facto, se o consumo de ómega 3 for demasiado elevado, este será também metabolizado e, consequentemente, a atividade dos seus metabolitos será aumentada.

Em contrapartida, uma carência em ómega 3 poderia levar a um aumento dos níveis de açúcar no sangue e a uma resposta imunitária ou inflamatória demasiado forte, pelo que é do interesse de todos os seres humanos ter uma ingestão equilibrada de gorduras ómega 3 e ómega 6, de acordo com as necessidades do organismo. Recomenda-se, portanto, que a relação ómega 6/ómega 3 seja próxima de 5 para os adultos (101).

Podemos encontrar o ómega 3 principalmente no peixe para aqueles que têm uma dieta omnívora ou pescetariana. Os vegetarianos terão de recorrer a outros alimentos para satisfazer as suas necessidades de ómega 3. As sementes de linhaça são ricas em ómega 3. O arenque, por exemplo, tem um teor de ómega 3 por 100 g (102). Na realidade, o arenque é menos rico em ómega 3 do que a linhaça, que fornece mais de 16 g de ómega 3 por 100 g de sementes (103). No entanto, o organismo não foi concebido para digerir adequadamente as sementes de linhaça inteiras e, por isso, não consegue absorver os ácidos gordos ómega 3 que estas contêm, pelo que se deve utilizar as sementes de linhaça moídas para otimizar a absorção. Existem outras fontes vegetais de gorduras ómega 3. As sementes de chia, as nozes e o óleo de noz também as contêm. As leguminosas também fornecem ómega 3 para os vegetarianos. A relação entre o ómega 3 e o ómega 6 varia entre os diferentes óleos vegetais, pelo que é aconselhável consumir óleos de diferentes origens para variar a sua ingestão. As composições de outros óleos ricos em ácidos gordos ómega 3 são apresentadas no Apêndice 2. Por exemplo, o óleo de beldroega destaca-se dos outros óleos com um teor de ácidos gordos ómega 3 de 32,4% (190). Mas a beldroega não é consumida apenas sob a forma de óleo. A beldroega, Portulaca olerácea L., é uma planta que também pode ser utilizada crua ou cozinhada. Esta planta tem propriedades nutricionais interessantes (104) e é também utilizada como planta medicinal.

Os legumes, uma família de alimentos consumida em grandes quantidades pelos vegetarianos, são uma fonte pobre de gorduras ómega 3. Da mesma forma, os produtos lácteos não são uma fonte importante de ácidos gordos ómega 3. O leite de vaca tem um teor de ómega 3 de 1,4 g por 100 g.

C. Outros nutrientes :

Existem muitos outros nutrientes de que necessitamos na nossa dieta. Entre eles, vários são objeto de debate relativamente à sua ingestão na dieta vegetariana. Por exemplo, a ingestão de vitaminas B12 e D, tal como o cálcio, é objeto de grande debate.

A carência de vitamina B12 está na origem de uma variedade de sintomas: hematológicos, neuropsiquiátricos, epiteliais e vasculares. A vitamina B12 é uma coenzima ubíqua envolvida nas reacções que conduzem à síntese do ADN (ácido desoxirribonucleico). A carência de vitamina B12 altera portanto a síntese do ADN, o que está na origem destes diferentes síndromas.

O corpo humano requer uma ingestão de vitamina B12 de 3 µg/dia [105]. Como podemos ver na Tabela 8, apenas os produtos de origem animal contêm vitamina B12. Portanto, é legítimo pensar que os vegetarianos podem ser deficientes em vitamina B12. No entanto, podemos ver que os ovos (um produto animal) são uma fonte desta vitamina. Da mesma forma, o leite de vaca fornece 45 µg de vitamina B12 por 100 ml. Por conseguinte, uma pessoa que siga uma dieta vegetariana e consuma regularmente produtos lácteos não deverá sofrer de carência de vitamina B12. Um estudo de Elmadfa e Singer mostra que os níveis séricos de vitamina B12 são mais baixos em vegetarianos do que em omnívoros, mas isso não significa necessariamente que os vegetarianos sejam deficientes (106). Embora os vegetarianos tenham níveis plasmáticos de vitamina B12 mais baixos do que os omnívoros, estes níveis não são suficientemente baixos para indicar uma deficiência.

A carência de vitamina D pode causar uma série de perturbações, sendo a principal a osteoporose, mas também a osteomalácia, a sarcopenia, a redução do desempenho muscular e da proprioceptividade e a diminuição da função cognitiva (107). A ingestão recomendada de vitamina D é de 800 a 1000 UI por dia (108). As fontes disponíveis de vitamina D são a exposição aos UVB (luz ultravioleta do tipo B) do sol e, na dieta, principalmente peixes gordos. Na alimentação, as gemas de ovos, os cogumelos e os produtos lácteos são uma fonte baixa de vitamina D.

É de notar que a vitamina D produzida pela pele quando exposta ao sol, bem como a que se encontra nos peixes gordos, é a vitamina D3. A vitamina presente nas plantas, por outro lado, é a vitamina D2. A vitamina D2 é menos eficaz na manutenção de um nível adequado de vitamina D circulante porque a sua semi-vida é mais curta do que a da vitamina D3 (109), e é também menos estável do que a vitamina D3 (110). Esta diferença entre a vitamina D2 e a vitamina D3 pode explicar porque é que os vegetarianos correm maior risco de deficiência de vitamina D do que os omnívoros.

No entanto, a deficiência de vitamina D é comum em França. Num estudo realizado por Vemay et al [111], 80% da população estudada apresentava uma carência mais ou menos grave de vitamina D, e as características da população estudada não avaliavam o tipo de alimentação consumida. Podemos, portanto, constatar que a carência de vitamina D é frequente em França, independentemente do tipo de alimentação. Os estudos epidemiológicos sobre esta carência são pouco numerosos. Por conseguinte, é difícil incriminar o vegetarianismo como a principal causa da carência de vitamina D.

O cálcio é um dos principais nutrientes necessários para a saúde dos ossos. A ANSES recomenda uma ingestão diária de 900 mg de cálcio para um adulto (112). O cálcio parece ser menos bem absorvido por uma pessoa que segue uma dieta vegetariana do que por uma pessoa que segue uma dieta omnívora (110,111). Isto leva-nos a crer que os consumidores vegetarianos podem estar em maior risco de baixa densidade mineral óssea e fratura (113). No entanto, parece que as necessidades de cálcio dos vegetarianos são menores do que as dos omnívoros (114). Além disso, parece que a densidade mineral óssea de vegetarianos e não vegetarianos é semelhante (115), e a taxa de fratura é semelhante entre os dois grupos, pelo que a dieta vegetariana é capaz de apoiar a saúde óssea no corpo humano (113).

D. Vegetarianismo na gravidez e na infância :

É importante avaliar o impacto de uma dieta vegetariana nos bebés, crianças e adolescentes, bem como o impacto de uma dieta vegetariana nas mulheres durante a gravidez e na amamentação dos seus bebés. A dieta vegetariana, frequentemente vista como a causa de várias deficiências nutricionais, pode de facto ser responsável por distúrbios de crescimento.

Durante a gravidez, as necessidades nutricionais da mulher alteram-se. Por exemplo, uma mulher grávida necessita de um consumo energético médio de 2200 a 2900 kcal por dia, em comparação com 1900 a 2500 kcal por dia para uma mulher não grávida (116). No entanto, o facto de uma mulher vegetariana poder ter uma gravidez bem sucedida sem quaisquer efeitos negativos para si ou para o seu bebé está bem documentado.

(117) . Desde que a dieta vegetariana seja bem planeada, pode satisfazer as necessidades nutricionais específicas da gravidez (118).

A dieta vegetariana resulta numa menor ingestão de calorias e num défice de proteínas animais, vitaminas D e B12, e também de ferro. No entanto, o crescimento e desenvolvimento das crianças não são afectados por estes baixos consumos. De facto, podemos ver que, apesar da baixa ingestão de calorias da dieta vegetariana, a ingestão de energia é suficiente para assegurar um desenvolvimento correto em comparação com uma criança não vegetariana.

(118) .

No entanto, é importante lembrar que os bebés com menos de 1 ano não podem ser alimentados com bebidas vegetais (119). Estas bebidas vegetais não contêm os nutrientes necessários para cobrir as necessidades de um bebé. Se a criança não for amamentada e não quisermos dar-lhe uma fórmula com lactose, podemos utilizar fórmulas infantis sem lactose e fórmulas de transição, ou fórmulas à base de proteínas vegetais.

Durante a amamentação, a composição do leite de uma mãe vegetariana parece diferir significativamente da de uma mãe omnívora. Isto acontece porque o leite reflecte as características da dieta da mãe. Assim, o leite de uma mulher vegetariana será menos concentrado em ácidos gordos saturados de cadeia longa, e terá um teor mais elevado de ácidos gordos polinsaturados do que o de uma mulher omnívora (117).

Por isso, registaram-se alguns casos de dificuldades de crescimento em crianças alimentadas por mães vegetarianas mas, apesar disso, as mulheres vegetarianas podem amamentar os seus filhos com sucesso. De facto, apesar de algumas diferenças nos níveis de vários ácidos gordos, o leite de uma mulher vegetariana é muito semelhante ao de uma mulher não vegetariana em termos de minerais, oligoelementos, lactose e ácidos gordos totais (120), mas é menos concentrado em vitamina B12 (121).

Para além disso, o leite produzido por uma mulher vegetariana tem menos contaminantes ambientais e aditivos (120). Assim, é possível fornecer à criança um leite mais saudável.

A partir daí, devemos estar atentos e conscientes de que a alimentação deve ser adaptada à idade, ao tipo de pessoa e às eventuais patologias. Uma dieta que pode ser adequada para um adulto não será necessariamente adequada para uma criança (120).

Após a amamentação, se esta tiver sido efectuada, ou após os 6 meses de idade, chega a fase da diversificação alimentar. Nesta fase, a criança está muito frágil do ponto de vista nutricional e pode necessitar de suplementos de vitamina D e de ferro (120). Podem também ser observadas outras carências, como carências calóricas, proteicas, de vitamina B12, de cálcio, de zinco, de fósforo e de ferro. Por conseguinte, as crianças desta idade devem ser objeto de um acompanhamento atento. São vulneráveis e devem receber suplementos se necessário.

O crescimento das crianças entre os 18 meses e os 5 anos de idade é significativamente alterado, provavelmente como resultado da menor ingestão calórica de uma dieta vegetariana em comparação com uma dieta omnívora. Por exemplo, as crianças vegetarianas são mais baixas e pesam menos do que as crianças omnívoras nas mesmas idades (120).

Para as crianças com idades compreendidas entre os 5 e os 11 anos, o possível problema reside nos hábitos que desenvolvem. Os hábitos alimentares desenvolvidos na infância prolongar-se-ão até à idade adulta. Por conseguinte, é necessário transmitir às crianças vegetarianas os bons hábitos alimentares da sua dieta, para que os conservem na idade adulta e para que o seu organismo não sofra de carências evitáveis (120).

Na adolescência, os valores de hematócrito e hemoglobina dos vegetarianos estão dentro das normas, mas também são semelhantes aos dos adolescentes omnívoros. No entanto, pode ter-se desenvolvido uma deficiência de zinco. O zinco fornecido pelas plantas é frequentemente quelatado pelos ácidos fíticos encontrados nos cereais não refinados. Esta quelação resulta em produtos que não são muito solúveis, pelo que a absorção do zinco é reduzida (122).

O vegetarianismo na adolescência é também muitas vezes assimilado e/ou associado a uma perturbação alimentar, que pode causar problemas menstruais. Se existe um distúrbio alimentar, este deve ser tratado. Mas uma dieta vegetariana nem sempre é uma perturbação alimentar.

Além disso, os adolescentes estão sujeitos a um grande stress fisiológico, o que pode acentuar as carências que podem ser causadas por uma dieta vegetariana (123). Por conseguinte, é importante estar atento aos diferentes aportes nutricionais necessários, podendo ser necessária a toma de suplementos.

A dieta vegetariana pode ser adoptada em qualquer idade. No entanto, alguns nutrientes devem ser monitorizados para evitar carências, e podem ser necessários suplementos adequados para compensar eventuais carências. Uma dieta vegetariana em crianças pode até ser benéfica para doenças cardiovasculares, degenerativas e metabólicas em adultos (120).

E) Vegetarianismo entre os idosos :

Uma pessoa idosa, também conhecida como cidadão sénior, é definida como tendo mais de 65 anos. No entanto, este limite deve ser tratado com prudência e adaptado em função do estado de saúde do indivíduo. Uma pessoa que ainda não tenha completado 65 anos pode ser considerada idosa se estiver a tomar muitos medicamentos diariamente (mais de 5 por dia), se estiver acamada, incapacitada ou impossibilitada de cuidar de si própria. Do mesmo modo, uma pessoa de 70 anos sem problemas de saúde e com plena capacidade física e mental não deve ser considerada idosa.

O vegetariano sénior é um doente raro e pouco conhecido. No entanto, é importante interessar-se por eles, de modo a dar-lhes o melhor apoio possível na sua abordagem e na sua saúde.

Os idosos omnívoros podem sofrer de uma série de patologias (124): hipertensão arterial e outras doenças cardiovasculares, diabetes de tipo 2, doenças degenerativas, osteoporose, etc. Como já vimos, o vegetarianismo pode ser uma mais-valia face a algumas destas condições, mas para outras doenças a situação é diferente.

As pessoas idosas têm várias razões para serem vegetarianas. As razões são as mesmas que para os jovens: compaixão pelos animais, razões de saúde, razões psicológicas. Mas as pessoas mais velhas também podem ser vegetarianas há vários anos e não quererem mudar a sua dieta. Para outros ainda, isto pode dever-se ao próprio ato de comer. Com o tempo, pode desenvolver-se uma aversão a certos alimentos, nomeadamente à carne. As patologias orais podem também ser responsáveis por uma alteração dos hábitos alimentares do idoso: perda de dentes, dificuldades de mastigação e de deglutição(125) ...

O risco destas patologias orais é o de reduzir a quantidade e a qualidade dos vários nutrientes necessários ao organismo, conduzindo a uma desnutrição difícil de inverter. f 1 É por isso importante apoiar o idoso para que não sofra de desnutrição, quer seja ou não vegetariano.

Assim, um idoso mal nutrido sofre facilmente de sarcopénia, de excesso de peso e de massa gorda, e tem também um dispêndio energético total e um dispêndio energético em repouso inferiores aos de uma pessoa mais jovem. Além disso, o metabolismo das proteínas é afetado. Os idosos são frequentemente menos activos fisicamente do que os jovens (124). O doente idoso é, por conseguinte, um indivíduo frágil e é indispensável adaptar a sua alimentação para não o prejudicar (125).

CAPÍTULO 7: A DIETA OMNÍVORA

7.1 Introdução

Tal como os macacos e os ursos, os seres humanos têm uma dieta omnívora, o que significa que comem uma variedade de alimentos:

- *S* De origem animal: como carne, peixe, leite e seus derivados, ovos, etc.
- *S* De origem vegetal: como o pão, a fruta, os legumes, etc.

Para poderem processar todos estes alimentos variados, os animais omnívoros possuem estruturas anatómicas adaptativas no crânio e no aparelho digestivo.

7.2. Observação da cavidade craniana em seres humanos

A. Observação da cavidade craniana em seres humanos

- O crânio humano é constituído por dois maxilares, um inferior e um superior.
- Em cada maxilar estão ligados vários dentes diferentes.
- O maxilar inferior tem movimentos verticais e laterais.
- O maxilar inferior pode efetuar estes movimentos graças aos músculos mastigatórios, ou músculos faciais, músculos fortes que podem ser sentidos quando se toca no rosto durante a mastigação.

B. Dentição humana

1. A estrutura de um dente

O dente é um órgão predominantemente mineralizado que se encontra em ambos os maxilares e que serve para mastigar os alimentos.

Cada dente é composto por duas partes:

-A coroa: é a parte visível do dente.
- A raiz: é a parte invisível do dente, que se afunda na gengiva e se fixa ao osso maxilar. O número de raízes de cada dente varia consoante o seu tipo (os incisivos e os caninos têm uma única raiz, os pré-molares têm uma ou duas raízes e os molares têm duas ou três raízes).

2. tipos de dentes: forma e função

Os adultos têm quatro tipos de dentes, todos diferentes em forma e função.

- Incisivos: são os dentes que se encontram na parte da frente de cada maxilar, têm uma única raiz e são afiados como uma faca; a sua função é cortar os alimentos.
- Os caninos: situam-se ao lado dos incisivos, têm uma única raiz e são pontiagudos. A sua função é triturar os alimentos, especialmente a carne.
- Pré-molares: situados entre os caninos e os molares, têm uma ou duas raízes e as suas superfícies são achatadas. A sua função é triturar os alimentos.
- O último tipo de dente, os molares, encontram-se no interior da boca, têm duas ou três raízes, a sua superfície é achatada e a sua função é triturar os alimentos.

Diz-se que o homem tem uma dentição completa.

3. Fórmula dentária

A fórmula dentária é uma expressão matemática que representa o número de cada tipo de dente em metade de um maxilar.

A fórmula dentária é expressa como uma fração, com os dentes da metade superior do maxilar no numerador e os dentes da metade inferior do maxilar no denominador.

Anotamos o número de dentes seguido da primeira letra, por exemplo: 31+ 1C+ 3PM + 3M (I para incisivo, C para canino, PM para pré-molar e M para molar).

4) Observação dos movimentos do maxilar inferior

O maxilar inferior articula-se com o crânio ao nível do côndilo articular.

O côndilo articulado tem uma forma arredondada que permite que o maxilar inferior se mova vertical e lateralmente.

7.3. Os órgãos do trato digestivo humano

A. O percurso dos alimentos através do trato digestivo

Após a mastigação, o processo seguinte é a deglutinação: o bolo alimentar passa pelo trato digestivo na seguinte ordem:

Boca-esófago-estômago-intestino delgado-intestino grosso-reto-ânus

7.4. Adaptação humana a uma dieta omnívora

Diz-se que o homem está adaptado à sua dieta omnívora porque *as suas estruturas e órgãos* estão perfeitamente adaptados ao processamento de alimentos de origem animal e vegetal (terá esta disciplina em pormenor no 3º ano da faculdade):

- Tem uma dentição completa, uma variedade de dentes em resposta a uma variedade de alimentos
- Molares para triturar carne
- Molares com uma superfície achatada para triturar alimentos, especialmente vegetais.

- O maxilar inferior efectua diferentes movimentos verticais e laterais.
- O crânio tem músculos mastigatórios muito fortes.

A dieta omnívora é a **dieta mais recomendada para uma boa saúde!** Do latim *omni* (tudo) e *vorare* (comer), uma dieta omnívora significa comer todos os tipos de alimentos (legumes, frutas, carne, peixe, produtos lácteos, cereais, etc.), dependendo da estação e do gosto. O ser humano é omnívoro por natureza, pois os seus órgãos digestivos permitem-lhe digerir tanto alimentos vegetais como animais.

CONCLUSÃO

Na natureza, os seres vivos estão em equilíbrio, alimentando-se cada um à sua maneira: uns são produtores, outros consumidores, superconsumidores, predadores, superpredadores e até decompositores para manter a sua saúde e promover o seu crescimento.

Desde as nossas origens mais remotas, há milhões de anos, a fisiologia digestiva humana permitiu-nos digerir e assimilar todos os tipos de alimentos naturais, tornando-nos altamente adaptáveis às alterações ambientais. No entanto, a relação entre a ingestão de animais e a de vegetais evoluiu lentamente ao longo do tempo para uma tendência cada vez mais semelhante à dos camelos, e os utensílios mais antigos utilizados pelos nossos antepassados mais antigos da linhagem *homo* foram concebidos para abater carcaças e esmagar ossos.

O homem primitivo distinguiu-se pela sua procura de alimentos de alta qualidade e ricos em nutrientes, que ajudaram o seu cérebro a desenvolver-se. As plantas pobres em hidratos de carbono e em calorias não lhes bastavam. A carne animal fornecia-lhes proteínas e gorduras completas, e o consumo de medula óssea contribuía certamente para o crescimento do cérebro, tal como a caça selvagem rica em ómega 3 e pobre em gorduras saturadas, e os mariscos e peixes ricos em ómega 3. A carne fornece glicose através da gluconeogénese em caso de seca e de falta de vegetação e ajuda a manter um abastecimento regular de alimentos, independentemente do clima. O aparecimento da espécie humana pode ser o resultado da seleção de indivíduos omnívoros que adquiriram um abastecimento regular de alimentos de elevado valor nutritivo.

Com o *Homo georgiano*, há 1,7 milhões de anos, o carácter cinegético dos nossos antepassados é claramente visível e a sua atração pela caça é tal que deixam África para se aventurarem em climas mais frios, abandonando os trópicos e a sua vegetação luxuriante em favor de uma boa caça alimentada com erva verde...

A sua mandíbula graciosa, como a do homo sapiens, mostra que já come plantas menos resistentes, que substituiu por carne.

Com o *homo erectus*, o consumo de animais herbívoros tornou-se ainda mais importante, com uma organização social baseada na caça de animais de grande porte. A cozedura dos alimentos, nomeadamente dos vegetais (incluindo os amidos), teria igualmente favorecido a encefalização, libertando os nutrientes vegetais.

Isto significava que mais calorias podiam ser absorvidas mais rapidamente e o homem passava menos tempo a comer e a mastigar, tendo a sua dentição diminuído drasticamente a partir desta altura. *O Homo erectus* emigrou para longe de África, adaptando-se a todos os climas graças a uma dieta omnívora com uma forte tendência para a carne. Um hominídeo vegan frugívoro não teria conseguido sobreviver no Norte e não teria sentido necessidade de se afastar dos trópicos.

O Homo sapiens, ou seja, nós, os humanos modernos, não é descendente de um ramo do *&homo erectus* que migrou para norte há centenas de milhares de anos e que agora desapareceu. *O Homo sapiens* surgiu em África a partir do *&homo* deixado para trás há cerca de 200.000 anos e aí permaneceu até há cerca de 60.000 anos, quando alguns deles começaram a espalhar-se pelo mundo. Os africanos actuais são aqueles que não emigraram e permaneceram adaptados ao estilo de vida dos nossos antepassados comuns. *O Homo sapiens* chegou à Europa no auge da idade do gelo, há cerca de 40 000 anos. Apesar desta grande alteração ambiental, adaptaram-se bem. Os Cro-magnons caçadores-recolectores da Dordogne podiam consumir mais de um quilo de carne por dia, mas os períodos frequentes de jejum ligados a um abastecimento aleatório e a uma atividade física intensa no frio permitiam-lhes queimar e autolisar as toxinas geradas pelo metabolismo digestivo da carne. De facto, parece que não consumiam mais de 50% de carne na sua alimentação, apesar da sua vegetação pobre.

Desde o Paleolítico, os seres humanos têm sido consumidores de caça, peixe e plantas fibrosas selvagens, e a sua evolução representou menos de 5% da mudança no comportamento alimentar.

Neste livro, passámos em revista o conceito de ecossistema e a história da alimentação na linhagem humana, desde as nossas origens longínquas até ao homem moderno, passando pelos ramos separados dos hominídeos e pelos seus descendentes actuais, os grandes símios. Esta abordagem histórica da alimentação permitiu-nos conhecer os alimentos que nos são familiares desde as nossas origens.

Na secção sobre a geografia da alimentação, detalhámos alguns hábitos alimentares para mostrar até que ponto a cultura influencia os hábitos alimentares das pessoas.

Passámos então a observar e a detalhar as dietas de certas populações que se revelaram muito saudáveis e longevas.

Em conclusão: Os regimes alimentares modernos, embora muito ricos em proteínas, gorduras e hidratos de carbono, estão longe de fornecer quantidades suficientes de vitaminas e minerais. Os legumes cultivados quimicamente, as conservas e outros alimentos industriais são muito pobres em nutrientes.

Estes alimentos não protegem contra os problemas de saúde. De facto! o Ocidente sofre de subnutrição acompanhada de sobrenutrição. Para compensar este curioso estado de coisas e garantir uma verdadeira saúde, é necessário reduzir a quantidade de alimentos que ingerimos e melhorar a sua qualidade.

A nossa alimentação atual não está adaptada às nossas necessidades e não tem em conta a nossa falta de atividade física ou os nossos hábitos de vida.

O regresso a uma dieta paleolítica pré-histórica, como alguns gostariam de nos encorajar a fazer, não está adaptado às nossas condições de vida actuais. Os nossos antepassados paleolíticos comiam o que a natureza lhes proporcionava: alimentos crus, sazonais, não transformados, naturais, não poluídos, consumidos de imediato e sem edulcorantes como o sal e o açúcar. Alimentos para os quais dispomos de enzimas digestivas há centenas de milhares de anos e que, por isso, são fáceis de digerir.

É aqui que temos de nos inspirar na pré-história, voltando a comer os alimentos tal como são, sem qualquer transformação para além da que facilita a digestão. De facto, é assim que se alimentam os povos que nos dão hoje o exemplo de uma alimentação saudável que nos permite viver até aos cem anos com saúde. Tudo está à nossa disposição, nem tudo é útil.

REFERÊNCIAS

1. FRATHIA Khalida: *"Ecologia geral" 2°* ano LMD 2023.

2. Claude Faurrie, Christiane Ferra et *&: "Ecologie, approche scientifique et pratique"* 6èEdution 2011.

3. Thierry souccar, *le régime préhistorique, comment l'alimentation des origines peut nous sauver des maladies de civilisation,* indigène édition, 2007.

4. Jean Seignalet, *l'alimentation ou la troisième médecine, coll écologie* humaine, obra de referência.

5. *Entrevista com Loren Cordain, professor da Universidade do Colorado e um dos líderes em nutrição pré-histórica ou paleolítica.PNNS*
. http://www. Ianutrition. fr/bien-dans-sa-sante/les-maladies/les-maladies- neurodegeneratives/loren-cordain-le-ble-est-peut-etre-la-pire-des-cereales.html
Em entrevista ao La Nutrition.fr - Quinta-feira, 31 de março de 2011

6. Theodosius Dobzhansky (1900-1975) *"Nada na biologia faz sentido exceto à luz da evolução".* (1973) "Nada na biologia faz sentido exceto à luz da evolução".

7. Anne Cayot *teQ&mann "A dieta humana original e naturelle "Memoiie* de find etudes, Institut supérieur de naturopathie (ISUPNAT), Paris 2012.

8. David Reich, da Harvard *Medical School, em Boston, publicou* na revista Nature em 2004

9. Nick Patterson, Daniel J. Richter, Sante Gnerre, Eric S. Lander e David Reich, *"Genetic evidence for complex speciation of humans and chimpanzees",* in Nature, vol. 441, n.º 7097, 29 de junho de 2006, pp. 1103-1108. 441, n.º 7097, 29 de junho de 2006, pp. 1103-1108.

1 0.Ogilvie M.D., Curvan B.K. e Trinkaus E. (1989) *"Incidence and*

patterning of dental enamel hypoplasia among the Neandertals", Am. J. Phys. Anthropol. 79: p. 25-41.
1 1.Cépède (M.) e Langellé (M.)> *Economie alimentaire du globe* (Paris, Librairie de Médicis, 1953). De Castro (J.), *Géographie de la faim* (Paris,
Editions ouvrières, 1949). De Castro (J.), Géopolitique de la faim. Economie et humanisme (Paris, Editions ouvrières, 1956). [11]F.A.O., *La situation mondiale de I Alimentation et de I Agriculture* (1953-1954, 1955-1956, Roma).

12. Veyret-Vemer Germaine. *Les différents types de régime alimentaire* : Essai d'interprétation géographique. °In: *Revue de géographie alpine,* tome 45, n 2, 1957. pp. 251-272.

13. https://books. google, com/books ? id= 6NPMDAAA QBAJ&printsec =frontcover #v=onepage&q&f=false

14. https://academic.oup.com/whq/article-abstract/15/4/462/1884227

15. https://www.westonaprice.org/the-masai-part-ii-a-glimpse-of-the-masai-diet- at-the-tum-of-the-20th-century-a-land-of-milk-and-honey-bananas-from-afar/

16. https://www.ncbi.nlm.nih.gov/pubmed/11507962

17. https://muse.jhu.edu/article/578433/summary

18. https://www.sciencedirect.com/science/article/pH/088915759290 026G

19. https://www.ncbi.nlm.nih.gov/pmc/articles/PMC2638732/

20. https://www.ncbi.nlm.nih.gov/pubmed/26567203

21. https://www.ncbi.nlm.nih.gov/pmc/articles/PMC5981249/

22. https://www. ncbi. nlm. nih.gov/pmc/articles/PMC2367001/

23. https://www.nature.com/articles/naturel2820

24. *https://www.nature.com/articles/nri3430*

25. *https://www. ncbi. nlm. nih.gov/pubmed/22045480*

26. *https://nyaspubs. onlinelibrary.wiley. com/doi/abs/10.1111/j.l 749-
6632.2012.06610.x '*

27. *https://www.ncbi.nlm.nih.gov/pubmed/25051278*
28. *https://healthwyze.org/archive/nutritionandphysicaldegeneration doctorwesto naprice.pdf*

29. *https://royalsocietypublishing.org/doi/abs/10.1098/rstb. 1991.0115*

30. *https://royalsocietypublishing.org/doi/abs/10.1098/rstb. 1991.0115*

31. *https://www.ncbi.nlm.nih.gov/pubmed/27223304*

32. *https://www.ncbi.nlm.nih.gov/pubmed/27235022*

33. *https://www.ncbi.nlm.nih.gov/pubmed/30050374*

34. *https://www.ncbi.nlm.nih.gov/pubmed/28235195*

35. *https://www.ncbi.nlm.nih.gov/pubmed/27411588*

36. *https://www.ncbi.nlm.nih.gov/pubmed/27411588*

37. *http://stm.sdencemag.org/content/9/377/eaai8700.short*

38. *https://www.ncbi.nlm.nih.gov/pubmed/27239035*

39. *https://www.sciencedirect.com/science/article/pH/S19345909140 01519*

40. *https://www.ncbi.nlm.nih.gov/pmc/articles/PMC5981249/*

41..Doublet F.7à *Poitiers Vegans ganha terreno* [Internet]. 7apoitiers.2015 [cité4févr2017].

Disponível em: http://www.7apoitiers.fr/enquete/1602/les-vegans-gagnent 6-u-land.

42. Van Lennepkade N. *Vegetarianism in Europe and the world* (map) [Intemet].Vegactu. [cited4Feb2017].

Disponível em: http://www.vegactu.com/actualite/carte -vegetarians-in-the-world-6921/

43. EVANA *Vegetarians around the worlden* [Internet], 2013 [cited *4* Feb 2017]. Disponível em:

http : //www.evana. org/index.php ?id=70650

44. Lamisse F. *A dieta vegetariana.* Médecine Mal Métaboliques, março de 2013;7(2):109àll3.

45. Dupont F, Reus E. *Quem são os novos vegetarianos?* - Sociologia e vegetarianismo. 3 Janvier2012. (35).

46. Beeson L. *A vantagem do advento da saúde - Diálogo*. Dialogue Univ. 1999;11(2):8-11.

47. Lecerf J-M. Particularités du sénior végétarien, sept 2009;3(4):380 à 385.

48. *Uma alimentação equilibrada* - AVF [Internet], [citado 12 de junho de 2016]. Disponível em: http://www.vegetarisme.fr/comment-devenir-vegetarien/alimentation- equilibree/

49. Ministério do Trabalho, do Emprego e da Saúde. *Programa*

nacional de nutrição saúde 2011 -2015. 2011.

50. Duhamel J-F, Brouard J. L'eau et l'hydratation : *une nécessité pour la vie.* mars2010;23: 9-12.

51. *Shewry PR, Hey SJ. A contribuição do trigo para a dieta e a saúde humanas.* FoodEnergy Secur. outubro de 2015;4(3):178-202.

52. Eschwege E, Charles M-A, Basevant A, Moisan C, Bonnélye G, Touboul C, et al. *Inquérito epidemiológico nacional sobre excesso de peso e obesidade* 2012..

53. Clarys P, Deriemaeker P, Huybrechts M, Mullie P. *Análise do padrão alimentar: uma comparação entre indivíduos vegetarianos e omnívoros.* Nutr J. junho de 2013; 12(82): 1-6.

54. Guenther PM, Kirkpatrick SI, Reedy J, Krebs-Smith SM, Buckman DW, Dodd KW, et al. *The healthy Eating Indes-2010 Is a valid and reliable measure of diet quad ty according to the 2010 dietary guidelines for americans.* J Nutr. 22 Jan2014; 1-9.

55. Key TJ, Davey GK, Appleby PN. *Health benefits of a vegetarian diet (Benefícios para a saúde de uma dieta vegetariana). Proc Nutr* Soc. maio 1999;58(2):271-5.

56. Fraser GE. *Dietas vegetarianas: -o que sabemos sobre os seus efeitos nas doenças crónicas comuns?*Am J ClinNutr. 2009;89(Suplemento): 1607S-1612S.

57. Pineau J, Kapitaniak B. *Détermination du poids théorique chez des patients français âgés de 20 ans : relation between le déficit ou l'excédent pondéral et body mass index* (BMI). 2004. (8):93-100.

58. Bouillanne O, Morineau G, Dupont C, Coulombel I, Vincent J -P,

Nicolis I, et al. *Geriatric Nutritional Risk Index: a new index for evaluating at-risk elderly medical patients.* AmJ ClinNutr. 1 de outubro de 2005;82(4):777-83.

59. Bardin C. *Avaliação de diferentes descritores de peso no sujeito obeso utilizando um modelo farmacocinético populacional - aplicação à metformina, morfina e imatinib -.* Paris Descartes; 2012.

60.WHO I *Diabetes* [Internet]. [citado 5 Nov 2016]. Disponível em:

http: //www.who. int/me diacentre/factsheets/fs312/en/

61. Key TJ, Appleby PN, Rosell MS. *Health effects of vegetarian and vegan diets (Efeitos na saúde das dietas vegetarianas e veganas).* ProcNutr Soc. Feb 2006;65(l):35-41.

62. Key TJ, Fraser GE, Thorogood M, Appleby PN, Beral V, Reeves G, et al. *Mortality in vegetarians and nonvegetarians: detailed findings from a collaborative analysis of 5 prospective studies.* Am J Clin Nutr. 1999;70(Supplement):516S-524S.

63. Battaglia Richi E, Baumer B, Conrad B, Darioli R, Schmid A, Keller U. *Aspectos sanitários do consumo de carne.* Forum Med Suisse. 2015; 15(24):566-72.

64. Huang T, Yang B, Zheng J, Li G, Wahlqvist ML, Li D. *Mortalidade por doenças cardiovasculares e incidência de cancro em vegetarianos: uma meta-análise e uma* revisão sistemática. Ann Nutr Metab. 1 de junho de 2012;(60):233-40.

65. Debiase SG, Fernandes SFC, Gianini RJ, Duarte JLG. *Dieta vegetariana e níveis de colesterol e triglicerídeos.* ArqBras Cardiol. 2007;88(l):32-6.

66. Wang F, Zheng J, Yang B, Jiang J, Fu Y, Li D. *Efeitos das dietas vegetarianas nos lípidos do sangue: uma revisão sistemática e meta-*

análise de ensaios clínicos aleatórios controlados. J Am Heart Assoc Cardiovasc Cerebrovasc Dis. 27 de outubro de 2015; 4 (10).

67. Chang-Gaude J, Hermann S, Eilber U, SteindorfKaren. Lifestyle *Determinants and Mortality in German Vegetarians and Health-Conscious Persons: Results of a 21-yearFollow-up.* CancerEpidemiol Biomarkers Prev. abril de 2005;14(4):963-8.

68. Segasothy M, Phillips PA. *Vegetarian diet: panacea for modem lifestyle diseases?* Q J Med. 1999;92:531-44.

69. Pilis W, Stec K, Zych M, Pilis A. *Benefícios para a saúde e riscos associados à adoção de uma dieta vegetariana.* Rocz Panstw Zakl Hig. 2014;65(l):9-14.

70. Thériault S, Giguère Y, Douville P. *Níveis elevados de creatinina.* Médecin Qué. dez 2014;49(12).

71. Barsotti G, Cupisti A, Morelli E, Ciardella F, Giovannetti S. *Vegan supplement diet in nephrotic syndrome.* Nephrol Dial Transplant. 1990;5(suppl l):75-7.

72. Lin C-K, Lin D-J, Yen C-H, Chen S-C, Chen C-C, Wang T-Y, et al. *Comparação da função renal e outros resultados de saúde em vegetarianos versus omnívoros em Taiwan.* JHealthPopul Nutr. Out 2010;28(5):470-5.

73. Tantamango-Bartley Y, Jaceldo-Siegl K, Fan J, Fraser G. *Vegetarian Diets and the Incidence of Cancer in a Low-risk Population [Dietas Vegetarianas e a Incidência de Cancro numa População de Baixo Risco].* Cancer Epidemiol Biomarkers Prev. 1 de fevereiro de 2013;22(2):286-94.41.

74. Giovannucci E, Rimm EB, Stampfer MJ, Colditz GA, Ascherio A, Willett WC. *Intake of fat, meat, and fiber in relation to risk of colon*

cancer in men (Ingestão de gordura, carne e fibra em relação ao risco de cancro do cólon nos homens). CancerRes, Imai 1994;54: 2390-7.

75. Fraser GE. *Association between diet and cancer, ischemic heart disease, and all-cause mortality in non-Hispanic white California Seventh-day Adventists.* Am J ClinNutr. 1999;70(Supplement):532S-538S.

76. Salehi M, Moradi-Lakeh M, Salehi MH, Nojomi M, Kolahdooz F. *Meat, fish, and esophageal cancer risk: a systematic review and dose-response metaanalysis.* Nutr Rev.2013;71(5):257-67.

77. *Larousse E. Encyclopédie Larousse en ligne - maladies transmises par* l'*eau et* les a//'me "tó[Intemet].[cité 13 déc 2016].Disponible sur: http : //www.larousse. fr/encycl opedie/medi cal/mal adies_transmise s_par_le au_et
alimentos s/185308

TS. Camart-perie A. *Salmonella, salmonelloses bovines, état des lieux, épidémiologie en France.* [França]: Ecole vétérinaire de Maisons-Alfort; 2006.

79.*salmonellosis* [Internet], Institut Pasteur. 2013 [citado 13 dez 2016]. Disponível em: https://www.pasteur.fr/fr/institut-pasteur/presse/fichesinfo/salmonellose
80. *Transmissão da hepatite* A [Hepatites Info Service] [Internet], Hepatites Info Service.org. 2013 [citado 15 dez 2016]. Disponível em: https://www.hepatites -info-service.org/?Hepatitis-A- Transmission

81. *Aide-memoire / Hepatite A / Hepatites virais / Doenças infecciosas / Ficheiros temáticos/ Home [Internet].* Disponível em: http://invs.santepubliquefrance. fr/Dossiersthematiques/Mal adies-infectieuses/Hepatites- virales/Hepatite-A/Aide-memoire

& !.Parasitoses digestivas : Iambliase, taeniasis, ascaridiose, oxyurose, amibiase, hydatidose [Internet], 2004 Avri 1 [cited 29 Dec 2016]; Faculté de médecine de Grenoble.Disponiblesur:http://www.sante.ujfgrenoble.fr/sante/corpus/ disciplines/p arasitomyco/parasito/100/leconimprim. pdf

83. Vaillant V, De Valk H, Baron E. *Morbidade e mortalidade devido a doenças infecciosas de origem alimentar em França* [Internet], Institut de veille sanitaire;2004.Disponiblesur: http://opac.invs.sante.fr/doc_num.php?explnum_id=5780

84. *Bouteille* B. *Epidemiologia da cisticercose e da neurocisticercose.* Médecine Santé Trop. 1 de junho de 2014;(24):367-74.

85. OMS I *TaeniasisZcysti cercóse* [Internet], OMS. 16 de abril [citado 29 Dez 2016]. Disponível em: http://www.who. int/mediacentre/factsheets/fs376/en/

86. Ramage-Morin PL. *Doença de Creuztfeldt-Jakob.* StatCan. julho de 2004;15(4):51-4.

87. Roels S, De Meyer G, *Vanopdenbosch E. Bovine spongiform encephalopathy and variant Creutzfeldt-Jakob disease: some information on origin, diagnosis, epidemiology, risk analysis and future.* AnnMéd Vét. 2001;(145):333-41.

88. Capek I. *Casos suspeitos de doença de Creutzfeldt-Jakob e outras encefalopatias espongiformes transmissíveis humanas em 1996 e 1997.* BEH. 24 de agosto de 1999;(34).

89. Coulthart MB, Cashman NR Variant Creutzfeldt Jakob disease: *a summary of current scientific knowledge in relation to public health.* Can Med Assoc Its Licens. IOjuill 2001;165(l):51-8.

90. Weissenberger S, Sampaio daSilva D, Schetagne R. *A abordagem ecossistêmica da saúde da população: o caso* da *exposição ao mercúrio em comunidades ribeirinhas da Amazônia e do norte do Quebec.* Dév Durable Territ. 2013;4(2):l-28.

91. De morais SS. *Efeitos neurotóxicos da exposição ao mercúrio na Amazônia brasileira* [Internet], 2006 [citado 14 jan 2017]. Disponível em: http://www.archipel. uqam. ca/3203/ 1/M9484. pdf

92. Briand P, Demoncheaux J-P, Mazenot C. *Poluição ambiental por mercúrio na Guiana Francesa.* Synthèse bibliographique. Médecine Armées, fevereiro de 2007;35(l):51-6.

93. *Mercúrio (química).* In: Wikipedia [Internet], 2017 [cited 14 Jan 2017]. Di sponible sur:

https://fr.wikipediaorg/w/index.php?title=Mercure_(chemistry)&oldid =133560684

94. Craig WJ. *Iron status of vegetarians.* Am J Clin Nutr. 1 de maio de 1994; 59(5):1233S-1237S.

95. Leonard AJ, Chalmers KA, Collins CE, Patterson AJ. *O efeito do conhecimento nutricional e da ingestão de ferro na dieta sobre o estado do ferro em mulheres jovens.* 2014; (81): 225-31.
96. Hunt JR. *Bioavailability of iron, zinc, and other trace minerals from vegetarian diets.* AmJ ClinNutr. 1 Sep 2003;78(3):633S-639S.

97. Hurrell R, *Egli I. Biodisponibilidade do ferro e valores de referência dietéticos.* Am J Clin Nutr. 2010;91S:1461S-1467S.

98. Chalon S. *Ácidos gordos polinsaturados e função cognitiva.* Revista OCL. julho-agosto de 2001;8(4):317-20.

99. Guesnet P, Alessandri J-M, Astorg P, Pifferi F, Lavialle M. *Os principais papéis fisiológicos desempenhados pelos ácidos gordos polinsaturados* (AGPI). Jornal OCL, setembro de 2005;12(5-6):333-43.

100. Bourre J-M. *Ácidos gordos ómega 3 da dieta e neuropsiquiatria.* Revista OCL. 5janv 2015;l l(4):362-70.

I OLDumas C, Kalonji E, Thomann C, Gnanou J. *Acides gras de la famille des oméga 3 et système cardiovasculaire : intérêt nutritionnel et allégations.* In AFSSA éditeur; 2003 [citado 7 de maio de 2016]. Disponível em: https: //www. anses.fr/en/system/files/NUT-Ra-omega3. pdf

102. Girardet JP. *Benefícios nutricionais e riscos potenciais do consumo de peixe.* Réal Pédiatriques, Set 2012;(172).

103. Dubois V, Breton S, Linder M, Fanni J, Parmentier M. *Proposta de classificação das fontes vegetais de ácidos gordos em função do seu perfil nutricional.* OCLjoumal. Jan 2008;15(l):56-75.

104. Uddin MK, Juraimi AS, Hossain MS, Nahar MAU, Ali ME, Rahman MM. *Erva-urslane (Portulaca olerácea): Uma fonte vegetal prospetiva de nutrição, ácido graxo ômega-3 e atributos antioxidantes.* Sci World J. 10 de fevereiro de 2014; 2014.

105. Serraj K, Federici L, Ciobanu E, Andnes E. *Deficiências de vitaminas: do sintoma ao tratamento,* mt. nov 2007;13(6):411-20.

106. Elmadfa I, Singer I. *Vitamina B-12 e estado da homocisteína entre vegetarianos: uma perspetiva global.* AmJ ClinNutr. 2009;89(suppl):1693-8.

107. Benhamou C-L, Souberbielle J-C, Cortet B, Fardellone P,

Gauvain J-B, Thomas T. *Vitamina D em adultos: recomendações do GRIO.* Presse Médicale, julho - agosto de 2011;40(7-8):673-82.

108. Dawson-Hughes B, Heaney RP, Holick MF, Lips P, Meunier PJ, Vieth R. *Estimates of optimal vitamin D status.* Int Osteoporos Found Natl Osteoporos Found. 18 de março de 2005; 16:713-6.

109. Cahn G. *La vitamine D: de la biologie à la pratique.* Ann Gérontologie. setembro de 2009;(especial):4-16.

110. Tripkovic L, Lambert H, Hart K, Smith CP, Bucca G, Penson S, et al. *Comparação da suplementação de vitamina D2 e vitamina D3 no aumento do status sérico de 25-hidroxivitamina D: uma revisão sistemática e meta-análise.* Am J Clin Nutr. 2012;95:1357-64.

111. Vemay M, Sponga M, Salanave B, Oléko A, Deschamps V, Malon A, et al. *Estado da vitamina D da população adulta em França: l'étude nationale nutrition santé* (ENNS, 2006-2007). Bull Épidémiologique Hebd. 24 de abril de 2012;(16-17):189-94.

112. *Cálcio* | Anses - Agência nacional de segurança sanitária de l'alimentation, de l'environnement et du travail [Internet], 2016 [cited5Feb2017].Available from: https://www.anses.fr/fr/content/le-calcium.

113. Mangels AR. Nutrientes ósseos para vegetarianos.Am J Clin Nutr.2014;100(Suppl.):469-75.
114. Tucker KL. Dietas vegetarianas e estado dos ossos. Am J Clin Nutr. 2014; 100(Suppl.):329-35.

115. Wang Y-F, Chiu J-S, Chuang M-H, Chiu J-E, Lin C-L. *Densidade mineral óssea de adultos vegetarianos e não vegetarianos em Tarwan.* Asia Pac J Clin Nutri. 2008;17(l):101-6.

116. Ayoubi J-M, Hirt R, Badiou W, Hininger-Favier I, Favier M, Zraik-Ayoubi F, et al. *Nutrition et femme enceinte.* Elsevier Masson SAS Paris. 2012;l-13.

117. Finley DA, Lonnerdal B, Dewey KG, Grivetti LE. *Breast milk composition: fat content and fatty acid composition in vegetarians and non-vegetarians (Composição do leite materno: teor de gordura e composição de ácidos gordos em vegetarianos e non-vegetarianos).* Am J ClinNutr. 1 de abril de 1985;41(4):787-800.

118. Amit M. *Dietas vegetarianas em crianças e adolescentes.* Paediatr Child Health. 2010;15(5):309-14.

119. Anses *alerta para os riscos associados à alimentação de bebés com bebidas que não o leite materno e substitutos\ Anses - Agence nationale de sécurité sanitaire de l'alimentation, de l'environnement et du travail* [Internet], [citedl5janv2017].Disponiblesur: https://www.anses.fr/fr/content/l%E2%80%99anses-pointe-les-risques- li%C3%A9s-%C3%A0- l%E2%80%99alimentação-de-infantes-com-outras-bebidas-0

120. Jacobs C, Dwyer JT. *Vegetarian children: appropriate and inappropriate diets.* AmJClinNutr. 1 Sep 1988;48(3):811-8.

121 Specker BL, Black A, Alien L, Morrow F. Vitamin B-12: *low milk concentrations are related to low serum concentrations in vegetarian womens and to methylmalonic aciduria in their infants.* Am J Clin Nutr. 1 de dezembro de 1990; 52(6):1073-6.

122. Foster M, Chu A, Petocz P, Samman S. *Efeito de dietas vegetarianas no status de zinco: uma revisão sistemática e meta-análise de estudos em humanos.* Soc Chem Ind. 2013;(93):2362-71.

123 Sanders TA, Reddy S. *Vegetarian diets and children. Am J CHn Nutr.* 1 de maio de 1994;59(5):1176S-1181S.

124 Campbell WW, Barton ML, Cyr-Campbell D, Davey SL, Beard JL, Parise G, et al. *Effects of an omnivorous diet compared with an Iactoovovegetarian diet on resistance-training-induced changes in body composition and skeletal muscle in older men.* Am J Clin Nutr. 1 de dezembro de 1999;70(6):1032-9.

125. Allepaerts S, Delcourt S, Petermans J. *Les troubles de la déglutition du sujet âgé : un problème trop souvent sous estimé.* Rev Med Liège. 2008; 63(12):715-21.

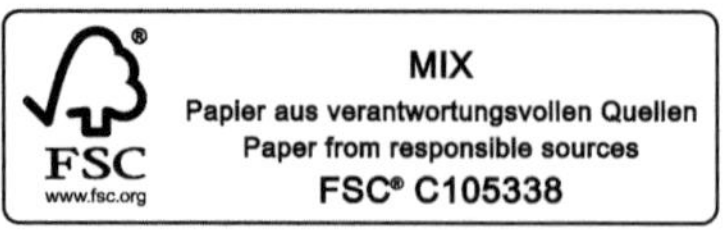

Printed by Books on Demand GmbH, Norderstedt / Germany